护理基础
与临床实践

王 岩 主编

U0216644

化学工业出版社

·北京·

内 容 简 介

护理学是医学科学领域中重要的分支学科，在人类医疗实践中起着不可替代的重要作用。本书主要编写了呼吸内科、心内科、消化内科、内分泌科、神经外科、胸外科、普外科、骨科、儿科等科室常见疾病的护理要点、护理实践等内容。本书结构严谨，言简意明，为临床护理工作者提供了指导。

图书在版编目（CIP）数据

护理基础与临床实践/王岩主编. —北京：化学工业出版社，2021.8
ISBN 978-7-122-39697-6

Ⅰ.①护… Ⅱ.①王… Ⅲ.①护理学 Ⅳ.①R47

中国版本图书馆 CIP 数据核字（2021）第 156744 号

责任编辑：张 蕾 　　　　　　装帧设计：关 飞
责任校对：杜杏然

出版发行：化学工业出版社（北京市东城区青年湖南街 13 号　邮政编码 100011）
印　　装：三河市延风印装有限公司
710mm×1000mm　1/16　印张 12　字数 208 千字
2021 年 10 月北京第 1 版第 1 次印刷

购书咨询：010-64518888　售后服务：010-64518899
网　　址：http://www.cip.com.cn
凡购买本书，如有缺损质量问题，本社销售中心负责调换。

定　　价：49.80 元

编写人员名单

主　编　王　岩　淄博市第一医院

副主编　唐　花　贵州省黔东南州人民医院

　　　　刘博阳　大连医科大学附属第一医院

　　　　苏　琦　大连医科大学附属第一医院

　　　　蒋红翼　绵阳市中心医院

　　　　郭梦芸　四川省肿瘤医院

　　　　赵　琴　中国人民解放军西部战区总医院

　　　　白志卫　四川省会理县人民医院

编　者　刘瑞青　枣庄市立医院

　　　　杨　敏　枣庄市立医院

　　　　郭　楠　西平县人民医院

　　　　吕　民　滕州市中心人民医院

　　　　王　岩　淄博市第一医院

　　　　王秋娟　西平县人民医院

　　　　唐　花　贵州省黔东南州人民医院

　　　　刘博阳　大连医科大学附属第一医院

　　　　苏　琦　大连医科大学附属第一医院

　　　　蒋红翼　绵阳市中心医院

　　　　郭梦芸　四川省肿瘤医院

　　　　赵　琴　中国人民解放军西部战区总医院

　　　　白志卫　四川省会理县人民医院

　　　　葛园园　西平县人民医院

　　　　周　静　滕州市中心人民医院

主　审　赵清风　潍坊市益都中心医院

　　　　赵延春　济南市中医医院

　　　　丁金秀　潍坊市人民医院

　　　　张菊华　烟台毓璜顶医院

　　　　李寒梅　禹城市人民医院

护理学是医学科学领域中重要的分支学科，在人类医疗实践中起着不可替代的重要作用。随着医学科技的飞速发展，传统的护理知识与技术的临床应用已不能适应现代护理学科的发展。从事临床工作的护理工作者，无疑也必须随着现代科学技术的进步和医学科学的发展不断丰富和更新自己的知识，以便在临床干预过程中与医师密切合作，配合默契，出色完成临床疾病的护理工作。为适应当前临床护理学发展的形势，我们组织具有丰富临床经验的优秀护理人员编写了本书。

本书主要编写了呼吸内科、心内科、消化内科、内分泌科、神经外科、胸外科、普外科、骨科、儿科等科室常见疾病的护理要点、护理实践等内容。结构严谨，言简意明，希望对临床护理工作者产生一定指导作用。

由于时间仓促、作者水平有限，书中难免有不妥之处，敬请广大读者指正。

编者

2021 年 6 月

目录

第一章
呼吸系统疾病患者的护理

第一节　慢性阻塞性肺疾病

慢性阻塞性肺疾病（COPD）是慢性气道阻塞性疾病的总称，包括慢性支气管炎、肺气肿，其共同特点是具有慢性气道阻塞所致的一系列病理生理改变和相似的临床表现，部分患者在较长时间内逐渐发展为呼吸衰竭，甚至因右心衰竭或呼吸衰竭而死亡。

一、病因

（一）慢性支气管炎

慢性支气管炎是引起 COPD 最常见的原发病，它是由各种原因引起的气管、支气管黏膜及周围组织的慢性非特异性炎症，其主要病理变化是支气管黏膜杯状细胞明显增生，黏液腺增生肥大，分泌功能亢进，支气管黏膜上皮细胞变性、坏死、增生、再生和鳞状上皮化生、纤毛脱落；支气管壁充血水肿、炎症细胞浸润和纤维组织增生，管腔塌陷。炎症往往迁延至远端，累及细支气管，形成细支气管周围炎，引起肺组织结构破坏或纤维组织增生，逐渐导致呼吸道狭窄阻塞形成 COPD。

（二）支气管哮喘

支气管哮喘是在支气管反应性增高的基础上，由于变应原或其他原因刺激引起不同程度的支气管广泛痉挛，逐渐伴发支气管炎性改变、气道狭窄的疾病，可形成 COPD。病理学改变：肺膨大及肺充气较为突出，支气管及细支气管内含有黏稠痰液及黏液栓，杯状细胞增多并增大，支气管壁增厚，黏膜充血肿胀，黏膜下及肥厚的肌层中有浸润性炎症、黏液栓，可发现肺不张，肺实质除肺气肿外，可见纤维化，从而形成 COPD。近来具有倾向性的认识是支气管哮喘在发作间期小气道无阻塞情况，而哮喘病例伴有持久性气道阻塞系呼吸道反复感染所致，故应归并到合并慢性支气管炎阶段。

（三）肺气肿

肺气肿是指终末细支气管远端的气腔（包括呼吸细支气管、肺泡管、肺泡囊和肺泡）的持久性膨胀，并伴有气腔壁的破坏。其病理改变有三种类型：①全小叶型肺气肿，呈弥漫性改变，病变累及全肺各小叶的呼吸性细支气管、肺泡管、肺泡囊和肺泡。气腔扩大并有不同程度的结构破坏，使正常的呼吸性细支气管、肺泡管、肺泡囊和肺泡被不规则的气腔所取代。②小叶中央型肺气肿，病变限于呼吸性细支气管，气腔扩大、融合，管壁破坏，有时可形成肺大疱。③混合型或不规则型肺气肿，以上两种改变兼有或以其中之一为主，由于气腔扩大，气道管壁破坏，尤其是软骨组织常萎陷，使小气道在呼气时因失去支架而闭陷，引起肺功能损害，加之晚期肺气肿组织弹性回缩力丧失，肺总量增加及氧弥散损害，从而形成 COPD。

二、临床表现

（一）慢性支气管炎、肺气肿

慢性支气管炎、肺气肿病程缓慢，主要表现为慢性反复发作的咳嗽、咳痰及喘息。一般在冬、春两季受凉时发病，天气转暖时好转。轻者表现为早晚有刺激性咳嗽、咳少量黏痰。如反复发作，则咳嗽频繁、咳痰增多，甚至咳嗽全年不断，且症状逐年加重。当合并感染时则有发热、咳脓痰、呼吸困难，肺部听诊有湿啰音。部分患者出现喘息、气急，肺部听诊可听到哮鸣音，称为喘息型支气管炎。病程长者可发展为阻塞性肺气肿。除咳、痰、喘外，还可出现渐进性劳力性呼吸困难，最后发展为呼吸衰竭或（和）心力衰竭。临床上红喘型（pink puffer，简称 PP 型）肺气肿以全小叶型肺气肿为主，呼吸困难突出，但无明显发绀。小叶中央型即蓝肿型（blue bloater，简称 BB 型）肺气肿，呼吸困难相对较轻，发绀明显，体形多肥胖，以慢性低氧血症、肺动脉高压和右心衰竭为显著改变，其预后较 PP 型差。临床上，大部分患者往往难以明确分型。肺气肿症状明显者，体征可见呼吸困难和发绀，胸廓呈桶状，肋间隙增宽，呼吸幅度变浅；语音震颤减低，叩诊呈鼓音，肝上界降低，呼吸音减低，呼气延长；

颈静脉于呼气时明显怒张，这是由于呼气时胸内压更高，静脉血回心受阻的缘故。慢性支气管炎晚期 X 线检查双肺纹理增多，下肺野肺纹理增粗。发展为肺气肿可有肋间隙加宽，肺透亮度增强，常可见肺大疱，肺功能障碍早期主要表现为通气功能障碍，晚期则发生换气功能减低。残气容积（RV）及其与肺总量（TLC）之百分比（RV/TLC%）增大，对肺气肿具有重要诊断价值。血气分析可出现动脉血氧分压（PaO_2）减低，常伴有动脉血二氧化碳分压（$PaCO_2$）增高。

（二）支气管哮喘

支气管哮喘临床特点为发作性胸闷、咳嗽，以呼气为主的呼吸困难，伴有哮鸣音，反复间歇发作，间歇时间长短不一，几小时、几天、数月或数年。部分幼年发病者至青春期可自然缓解。外源性哮喘在接触过敏原后立即发病；内源性哮喘一般在呼吸道感染后缓慢发病，春秋季节易发作。哮喘发作典型临床表现：先有鼻腔发痒、喷嚏、流清涕、胸闷、咳嗽，随之感胸闷，呼吸逐渐困难，被迫坐起，两肩耸起，前额大汗，呼气时间延长，吸气短促伴喘鸣音，甚至可出现发绀等，当开始咳嗽、咳出少量痰后，哮喘即停止。哮喘严重发作，症状进行性发作 24h 以上，经一般扩张支气管药物治疗无效，并出现呼吸衰竭，称为哮喘持续状态。患者表现为极度痛苦状，严重呼吸困难，大汗淋漓，焦虑、恐惧、疲惫，甚至全身衰竭。如肺部听诊呼吸音极低，哮鸣音减弱甚至消失，称为闭锁肺（或寂静肺），为支气管极度痉挛和广泛支气管黏液栓塞所致。

三、护理措施

（一）护理重点

1. 持续低流量吸氧

COPD 患者通气功能受损，血中 CO_2 分压升高，呼吸中枢多处于二氧化碳麻醉状态，呼吸驱动主要靠缺氧对颈动脉窦及主动脉体的化学感受器的刺激来维持。如果高浓度吸氧使 PaO_2 突然升至 8.6kPa（65mmHg）以上，则使呼吸中枢失去唯一的缺氧刺激，可造成严重呼吸抑制，甚至呼吸停止。低流量持续吸氧，使 PaO_2 维持在 7.3kPa（55mmHg）左右，处于氧离曲线的陡直部，此时，氧分压虽提高不多，但氧饱和度可大幅度提高（达 85% 以上），在满足机体对氧的基本需求的同时不会对呼吸造成明显抑制。

2. 通畅气道，控制感染

患者通气功能受到不同程度损伤，为改善通气功能，防止其进一步减退，应保持气道通畅，进行有效咳痰，减少耗氧量。选用敏感抗生素的同时注意无菌操作，防止医源性感染。

3. 进行预防宣教，控制病情发展

（二）观察重点

1. 神志情况

COPD患者尤其是伴呼吸衰竭的患者，观察其神志情况极为重要，早期神志表现为睡眠形态紊乱，白天嗜睡，夜间兴奋，谵妄，神志恍惚，后期表现为嗜睡、昏迷。早期的精神兴奋，尤其是夜间兴奋易与普通的睡眠障碍相混淆，两者在病因和处理原则上都有本质的区别。呼吸衰竭早期的兴奋与血中氧浓度降低、二氧化碳浓度增高有关，而普通的失眠常与精神因素有关，前者处理原则是改善通气，加速 CO_2 排出，常应用呼吸兴奋药，如尼可刹米、洛贝林静滴，禁用催眠、镇静药。

2. 咳嗽、咳痰

频繁咳嗽可影响休息与睡眠，剧烈咳嗽对人体有害，气道内纤毛可被折断，黏膜上皮受损。对频繁咳嗽的患者应注意观察和询问，对患者进行咳嗽指导，有意识地进行控制性咳嗽。观察痰的颜色、性质和量。但对呼吸衰竭患者禁用镇咳药，以防痰液淤积，加重呼吸衰竭。

3. 呼吸情况

呼吸情况包括呼吸频率、节律、深度和用力情况。呼吸困难者观察其是否为呼气性，肺气肿时由于肺泡弹性减弱，支气管哮喘时小支气管狭窄与痉挛，患者表现为呼气慢而长，并伴有笛音。如呼吸浅慢，伴神志不清，常提示有肺性脑病，应及时处理。

4. 发绀

由于缺氧致血中还原血红蛋白增多，使皮肤、黏膜呈现弥漫性青紫色，称为发绀。在皮肤薄、色素少而血液充足的部位易观察，如口唇、甲床、鼻尖、耳垂、颊部等处。贫血患者可因血红蛋白过低，致使还原血红蛋白达不到产生发绀的浓度而不出现发绀。

5. 肺气肿分期与分度

肺气肿临床可分五期：第1期无自觉症状；第2期有通气障碍，患者有发作性或持续性呼吸困难，肺功能检查显示通气障碍和残气容积增加；

第 3 期出现低氧血症，可见发绀；第 4 期因 CO_2 潴留可出现嗜睡或意识障碍；第 5 期并发肺心病。第 3～5 期需积极治疗，细心护理。

分度：临床按残气容积/肺总量比值将肺气肿分为三度，轻度 35％～45％，中度 46％～55％，重度 56％以上。中、重度肺气肿常导致呼吸衰竭。

（三）控制性氧疗的护理

1. 吸氧装置

中心供氧或氧气钢瓶供氧都必须有氧流量表、湿化瓶、吸氧导管。为防止医源性感染，湿化瓶需每天进行消毒，更换无菌蒸馏水。吸氧导管采用一次性的专人专用导管，有单侧鼻导管、双侧鼻导管、鼻塞、气管导管、贮气导管、按需脉冲阀式导管、通气面罩等给氧方式。目前，临床常用的为双侧鼻导管给氧，患者易于接受，不影响咳嗽和进食且易于固定。

2. 氧浓度

氧浓度必须小于 35％，一般调节氧流量为 1～2L/min，必须坚持 24h 持续吸入，氧疗疗程不少于 3～4 周。向患者及其家属解释低流量吸氧的意义及高浓度吸氧的危害，嘱其切勿自行调节流量。

3. 氧疗效果的评定

观察 PaO_2-$PaCO_2$ 差值比单纯观察 PaO_2 值更合理，健康成人差值为 5.33～8kPa，肺心病呼吸衰竭患者差值为负值，当差值升至 2～2.67kPa，提示氧疗效果满意，低于 2.13kPa 提示效果差。

4. 氧疗撤离

当患者神志、精神好转，呼吸平稳，发绀消失，PaO_2＞8kPa，$PaCO_2$＜6.67kPa 即可考虑撤氧。撤氧前应间断吸氧 7～8 天。每日吸氧 12～18h，并观察血气变化。

5. 家庭氧疗

家庭氧疗又称缓解期氧疗。氧疗对于患者的病情控制、存活期的延长和生活质量的提高有重要的意义，因此，越来越多的患者将氧疗由医院转入家庭。家庭氧疗时应注意氧流量的调节，严禁烟火，防止火灾。

（四）通畅气道

COPD 患者呼吸道的净化防御功能减退，炎性分泌物增多，因此应加强咳嗽排痰。如因发热、水分的摄入减少等因素使痰液干结不易咳出，应予气道湿化。

1. 痰的清除

COPD 患者常常有通气功能损伤，因此保持呼吸道通畅非常重要。痰液黏稠干燥易结痂，致肺泡通气不足，神志清醒的患者应鼓励自行咳痰，并教其进行有效咳痰，减少无效咳嗽。痰黏不易咳出者，可用蒸汽吸入或雾化吸入，使痰湿化易咳出，亦可用机械刺激或环甲膜穿刺注入生理盐水诱发咳痰，必要时可行纤维支气管镜下气道冲洗吸痰。咳痰时结合叩背效果更好。发热、利尿者应多喝水。

2. 支气管扩张药的使用

临床支气管扩张药主要有三类：茶碱类、肾上腺素类和肾上腺皮质激素类。对哮喘发作严重者可予氨茶碱注射液 0.25g 加入生理盐水或 5％葡萄糖溶液 40mL 中缓慢推注，不可与酸性液体配伍，如高渗糖、维生素 C，推注时应注意观察患者的面色、表情。沙丁胺醇气雾剂亦可迅速控制症状，使用前充分摇匀。在哮喘发作季节来临前，规律地使用丙酸倍氯米松气雾剂，可有效防止哮喘发作。使用方法为 1～2 喷/次，3 次/天。使用气雾剂时，患者应深吸气。对于夜间发作的患者可在睡前予口服复方长效氨茶碱 1 片。

3. 呼吸锻炼

教导患者放松腹部和下胸部，腹部在吸气时鼓起，使膈肌最大限度下降，呼气时把嘴唇缩拢如吹口哨状，持续缓慢呼气，同时收缩腹部，可提高呼气期小气道内压力，防止小气道过早闭陷。

（五）健康教育

慢性阻塞性肺疾病发展为呼吸衰竭、心力衰竭是一个缓慢进展的过程，常需 10 年左右时间。临床研究表明，病情的进展与性别、年龄、病程无关，而与病情及治疗情况关系密切。病情反复迁延不愈又不能坚持系统防治者易致肺源性心脏病或（和）呼吸衰竭。因此，进行有效的健康教育，对 COPD 的预后和防止呼吸衰竭的发生起着至关重要的作用。

1. 防治感染，增强体质

平时注意增加营养，补充食物中营养，静脉输白蛋白、血浆及氨基酸等。根据病情做适量体力活动，如散步、广播操、太极拳等，以增强体质，提高机体免疫力。当发生感染时，即咳嗽、咳痰症状加重时应及时就诊并适当选用抗生素。

2. 戒烟

患者本人及一起工作、生活的人均应戒烟。吸烟会促进蛋白酶对肺泡结构的破坏，加重肺气肿。烟中的 CO 与血红蛋白结合使 O_2 和血红蛋白结合减少，血氧含量下降。烟中有害物质引起支气管痉挛，呼吸道阻力增加，肺泡通气量下降，使血液黏稠度增加，微血栓形成。

3. 防寒避暑

寒冷引起支气管痉挛，分泌物增加，同时寒冷易致感冒，增加支气管及肺部感染的发生率。因此，冬季应适当提高居室温度，秋季进行耐寒锻炼防治感冒，夏季避免大汗，防止痰液过稠而难咳出。

4. 预防过敏反应的发生

尽量避开过敏原，进行脱敏治疗。

5. 避免吸入污染空气

不去或少去人多的公共场所，定居于空气清新的地区或室内安装空气净化器。

6. 防止呼吸肌疲劳

减少能量消耗，切勿过度疲劳。进行有效咳痰，坚持进行呼吸锻炼。

第二节　支气管哮喘

支气管哮喘（简称哮喘）是一种以嗜酸性粒细胞和肥大细胞反应为主的气道变应性炎症和气道高反应性为特征的疾病。典型临床表现为反复发作的呼气性呼吸困难伴哮鸣音，可自行或经治疗后缓解。哮喘是全球性最常见的慢性病之一，我国的患病率在 1‰～4‰，外源性哮喘发病率儿童高于成人，半数在 12 岁以前发病，约 40％的患者有家族史，男女患病比例大致相同。

一、病因

哮喘的病因十分复杂，大多认为与多基因遗传有关，受遗传因素和环境因素的双重影响。调查资料表明，哮喘患者亲属患病率高于群体患病率，而且血缘关系越近，患病率越高。哮喘患儿双亲大多数存在不同程度气道反应性增高。有遗传过敏体质者对外界抗原极易产生 IgE 抗体，并吸附在肥大细胞和嗜酸性粒细胞表面使机体处于致敏状态。

目前认为哮喘发病是一系列复杂的病理生理过程，主要与超敏反应、气道炎症、气道反应性增高等因素相互作用有关。当外界过敏原初次进入机体后，使 T 淋巴细胞致敏，进而引起 B 淋巴细胞分化增殖发展成浆细胞，产生大量相应的特异性抗体 IgE（亲细胞抗体）。IgE 吸附在支气管黏膜下层肥大细胞和血液中嗜酸性粒细胞表面，使这些细胞致敏。当患者再次接触同一类抗原时，抗原抗体在致敏细胞上结合发生作用，导致肥大细胞发生破裂，释放生物活性物质，如组胺、缓激肽、前列腺素、白三烯、血小板激活因子，引起支气管平滑肌立即发生痉挛，导致速发型哮喘反应，出现哮喘症状。也有部分患者在接触抗原数小时后才发生哮喘，称为迟发性哮喘发作。此时，更多炎性细胞被激活，释放多种炎性介质而引起气道炎症，血管通透性改变，黏液分泌物增多，造成气道狭窄和阻塞，反应性增高出现呼气性呼吸困难。

二、临床表现

（一）症状与体征

1. 外源性哮喘

多数患者有明显过敏原接触史，起病较快，发作前有先兆症状，如干咳、打喷嚏、流涕。继之突感胸部紧闷，呼气性呼吸困难，患者被迫采取坐位。严重时张口耸肩、烦躁不安。持续数分钟至数小时，一般可自行或用平喘药物缓解。

2. 内源性哮喘

内源性哮喘无明显过敏原，常继发于呼吸道感染之后，也可因吸入寒冷空气、刺激性气体及其他非致敏原因素所致，常先有咳嗽、咳痰，逐渐出现喘息。发作期较长，待炎症控制后，哮喘方可缓解。

3. 混合性哮喘

一年四季经常发作，无明显缓解季节，在哮喘长期反复发作过程中，各种因素相互作用、相互影响，故临床表现不典型或混合存在。

4. 重症哮喘

重症哮喘又称哮喘持续状态，指严重的哮喘发作持续 24h 以上，经一般支气管扩张药治疗无效。常因呼吸道感染未控制、持续接触大量的过敏原、脱水使痰液黏稠形成痰栓阻塞细支气管、治疗不当或突然停用肾上腺糖皮质激素所致。患者表现为呼吸极度困难、端坐呼吸、发绀明显、大汗淋漓、心慌、焦虑不安或意识障碍，甚至出现呼吸及循环衰竭，哮喘严重发作时可有颈静脉怒张；发绀、胸部呈过度充气状态，叩诊呈过清音，听诊有广泛的哮鸣音、呼气时间延长。

（二）并发症

急性发作可并发气胸、纵隔气肿、肺不张。长期反复发作和继发感染可并发慢性支气管炎、阻塞性肺气肿、肺源性心脏病。

三、辅助检查

（一）血液检查

哮喘发作时，血中嗜酸性粒细胞增高；合并感染时，血液白细胞总数及中性粒细胞增高。

（二）痰液检查

痰涂片可见大量嗜酸性粒细胞、黏液栓和透明的哮喘珠。

（三）血气分析

哮喘发作时可有不同程度的 PaO_2 降低，或者 PaO_2 降低的同时伴有 $PaCO_2$ 升高，提示气道阻塞，病情危重。重症哮喘可出现呼吸性酸中毒或合并代谢性酸中毒。

（四）影像学检查

X 线胸片：肺透亮度增加，呈过度充气状态，缓解期无明显异常。合并感染时，可见肺纹理增粗及炎症的表现。

（五）肺功能检查

呼气流速的全部指标均显著下降，第 1 秒用力呼气量（FEV_1）、第 1 秒用力呼气量占用力肺活量百分比值（FEV_1/FVC）和呼气流量峰值（PEF）均减少，缓解期可逐渐恢复。

（六）过敏原检测

用放射线过敏原吸附法（RAST）直接测定特异性 IgE，哮喘患者可增高 2～6 倍；缓解期用可疑的过敏原做皮肤敏感试验，有助于过敏原的判断。

四、诊断要点

（1）反复发作性喘息、呼吸困难、胸闷或咳嗽，多与接触过敏原、呼吸道感染有关。

（2）发作时两肺可闻及广泛性哮鸣音，呼气相明显延长。

（3）气道阻塞症状经治疗缓解或自行缓解。

（4）结合临床特征和有关辅助检查，判断哮喘发作的严重程度。

五、治疗要点

治疗原则：消除病因，采取综合治疗措施，解痉平喘、消炎、保持呼吸道通畅，控制急性发作，预防复发。

（一）消除病因

迅速脱离过敏原，避免接触刺激因子。

（二）控制急性发作

急性发作时应尽快缓解哮喘症状，改善肺功能，纠正低氧血症。

1. 支气管扩张药

应用 β_2 受体激动药，兴奋支气管平滑肌细胞膜上的 β_2 受体，提高细胞内 cAMP 的浓度，舒张支气管平滑肌，增加黏液纤毛清除功能，降低血管通透性，调节肥大细胞及嗜酸性粒细胞介质释放，稳定细胞膜，如沙丁胺醇（舒喘灵）、特布他林（博利康尼）、克伦特罗（氨哮素）气雾剂吸入；应用茶碱类药物，松弛支气管平滑肌作用，并具有强心、利尿、扩张冠状动脉作用，如氨茶碱、二羟丙茶碱（喘定）、茶碱缓释片。急重症者静脉用药，注意须充分稀释后缓慢注射，以减少不良反应。

2. 抗胆碱能药物

抗胆碱能药物可抑制分布于气道平滑肌的迷走神经释放乙酰胆碱，使平滑肌松弛，并防止吸入刺激物引起反射性支气管痉挛，尤其适用于夜间哮喘及痰多哮喘，如东莨菪碱、阿托品、山莨菪碱、异丙托溴胺等。

3. 抗炎药物

肾上腺糖皮质激素如泼尼松，是目前治疗哮喘最有效的抗炎药物。也可选用炎性细胞稳定药，如色甘酸二钠气雾剂，能稳定肥大细胞膜，降低炎性反应。

4. 钙拮抗药

常用硝苯地平，主要通过阻止钙离子进入肥大细胞，抑制生物活性物质释放，缓解支气管痉挛。

5. 控制感染

常用青霉素、氨苄西林、庆大霉素、头孢菌素等。

（三）预防复发

（1）避免接触过敏原和刺激物，经常参加体育锻炼，增强体质，预防感冒。

（2）发作期病情缓解后，应继续吸入维持量肾上腺糖皮质激素至少3～6个月。

（3）色甘酸二钠雾化吸入、酮替芬口服有抗过敏作用，对外源性哮喘有一定预防作用。

六、护理评估

（一）健康史

了解患者饮食起居情况、生活习惯、家庭和工作环境；有无饲养动物、接触动物皮毛或长期吸烟、饮酒史；在工作中是否接触刺激性气体、化学物质、工业粉尘及吸入花粉、香料、尘螨等过敏原；有无鱼、虾、蛋类食物及青霉素、阿司匹林、磺胺类等药物摄入或过敏史；哮喘发作前有无先兆症状，如干咳、打喷嚏、流涕；哮喘发作时有无气温剧变、剧烈运动、情绪激动或食入过冷食物等诱因。

（二）身体状况

哮喘发作时，注意观察生命体征变化，有无呼吸困难、发绀、端坐呼吸；胸部检查有无肺气肿体征及双肺哮鸣音、湿啰音；若出现脉搏细速、血压下降，伴有嗜睡、昏睡等意识障碍，提示有呼吸衰竭的可能。

（三）心理及社会因素

哮喘反复发作或发作时出现呼吸困难、濒死感，易导致患者精神紧张、烦躁，甚至恐惧，而不良的情绪常会诱发或加重哮喘发作。注意发作时患者的精神状况，有无焦虑、恐惧、烦躁不安或濒死感，了解家属对疾病的认识和对患者的关心程度。

（四）辅助检查

血常规检查，嗜酸性粒细胞是否增高，白细胞总数及中性粒细胞有无变化；血气分析、胸部 X 线检查、肺功能检查有无异常变化；血清 IgE 是否增高。

七、护理诊断

（1）低效性呼吸形态　与支气管平滑肌痉挛，气道炎症、阻塞和气道高反应性有关。

（2）清理呼吸道无效　与支气管平滑肌痉挛、痰液黏稠、无效咳嗽、疲乏无力有关。

（3）焦虑　与哮喘发作时呼吸困难、濒死感及反复发作有关。

（4）潜在并发症　自发性气胸、肺气肿、支气管扩张、肺源性心脏病。

八、护理目标

（1）呼吸形态恢复正常，呼吸困难缓解，能平卧。

（2）能进行有效咳嗽，排痰顺利。

（3）焦虑减轻或消失，情绪稳定。

（4）及时发现并发症，并发症状减轻或消失。

九、护理措施

（一）一般护理

（1）保持病室适宜的温湿度，注意室内空气流通，室内不放置花草，不用羽毛枕头、羊毛毯，避免接触一切可疑的过敏原；晨间护理时应防止尘土飞扬，床单位采用湿式打扫，以免患者吸入尘埃而诱发或加重哮喘。

（2）协助患者采取合适的体位，可取半卧位或坐位，以减轻体力消耗，采用背部按摩的办法使患者感觉通气轻松。

（3）给予营养丰富、高维生素的流质或半流质饮食，少食油腻食物，忌食易过敏的食物，如鱼、虾、蛋等；对有明显体液不足、痰液黏稠的患者鼓励其多饮水，或遵医嘱给予静脉补液。

（二）给氧

急性期遵医嘱给予氧气吸入，宜采用鼻导管低流量氧气吸入，吸氧时应注意呼吸道湿化、保暖和气道通畅，避免引起气道干燥痉挛。必要时给予呼吸机辅助呼吸，缓解患者呼吸困难，改善肺通气，维持正常呼吸功能。

（三）用药护理

遵医嘱使用支气管舒张药、肾上腺糖皮质激素和抗生素等药物，并注意观察疗效和不良反应。

（1）重度哮喘患者使用氨茶碱治疗时，首次剂量为 4～6g/kg，一定要稀释后缓慢推注，注射时间应超过 10min，以免引起恶心、呕吐、头痛、失眠、心律失常、血压骤降或猝死。

（2）正确使用肾上腺糖皮质激素类气雾剂，如吸入丙酸倍氯米松的正确方法是喷雾与吸气同步，吸入后屏气数秒钟，吸药后应立即漱口、洗脸，以防口咽部真菌感染。

（3）输液是纠正失水、稀释痰液的重要措施，补液速度以每分钟40～50 滴为宜，避免单位时间内输入过多液体诱发心功能不全。

（四）病情观察

哮喘常在夜间发作，夜班护士应加强巡视与观察。

（1）密切观察患者呼吸的频率、深度、类型，呼吸困难程度及意识状态。对重度哮喘患者应专人护理，每隔 10～20min 监测血压、脉搏、呼吸 1 次。

（2）注意痰液的颜色、量及黏稠度；咳嗽的能力和方法；如出现嗜睡或意识障碍，常提示并发呼吸衰竭的可能。

（3）监测实验室检查结果，观察有无电解质紊乱。

（五）对症护理

对咳嗽、痰液黏稠不易咳出者，可用蒸馏水或生理盐水加抗生素（庆大霉素）和湿化痰液的药物（α-糜蛋白酶）雾化吸入，以湿化呼吸道，促进排痰。哮喘患者不宜用超声雾化吸入，因颗粒过小，较多的雾滴易进入肺泡或过饱和的雾液进入支气管作为异物刺激，引起支气管痉挛导致哮喘症状加重。

（六）心理护理

对患者出现的紧张、烦躁、恐惧心理表示理解和同情，尽量守护在患者床旁，体贴安慰患者，提供良好的心理支持，使其产生信任和安全感。

通过暗示、诱导方法分散患者的注意力，使患者身心放松，情绪稳定，有利于症状缓解。

十、护理评价

（1）呼吸困难是否缓解。

（2）能否进行有效咳嗽、排痰。

（3）焦虑是否减轻或消失，情绪是否稳定。

（4）能否及时发现并发症，经治疗护理并发症有无减轻或消失。

十一、健康指导

（一）树立信心、控制哮喘

向患者介绍哮喘的基本知识和自我管理的技巧，提高患者对疾病的正确认识，增强战胜疾病的信心。使患者及家属了解哮喘的诱因、控制发作及治疗的方法。了解哮喘病虽不能彻底治愈，但可以完全控制，减少发作。

（二）调整环境、避免接触过敏原和刺激因素

室内空气宜新鲜，防止吸入花粉、烟尘、异味气体等，必要时采用脱敏疗法。对日常生活中存在的诱发因素，如情绪紧张、温度突变、煤气、油烟、地毯、油漆、饲养的宠物等均应尽量避免。

（三）改善饮食、增强体质及预防感染

指导患者建立良好的生活方式和生活习惯，摄入营养丰富的清淡饮食，戒烟、戒酒，避免暴饮暴食，不宜摄入易诱发哮喘的食物，如鱼、虾、胡椒、生姜等。鼓励患者多饮水，有计划地进行体育锻炼和耐寒锻炼，增强体质，预防上呼吸道感染。

（四）保持有规律的生活和乐观情绪

向患者说明发病与精神因素和生活压力的关系，避免身心过劳。

第三节　呼吸衰竭

呼吸衰竭是由于各种原因引起的肺通气或换气功能严重障碍，以至于

不能进行有效的气体交换，导致缺氧伴或不伴有二氧化碳潴留，从而引起一系列生理功能和代谢紊乱的临床综合征。如在海平面大气压下，于静息条件下，呼吸室内空气，并排除心内解剖分流和原发于心排血量降低情况下，动脉血氧分压（PaO_2）低于8kPa（60mmHg）或伴有二氧化碳分压（$PaCO_2$）高于6.67kPa（50mmHg），即为呼吸衰竭。

一、病因

（1）气管、支气管疾病　如慢性支气管炎、哮喘。

（2）肺部疾病　如严重肺气肿、肺心病、肺纤维化。

（3）胸廓疾病　如胸廓畸形、高压性气胸。

（4）呼吸中枢病变　如脑部炎症、损伤、肿瘤及药物中毒。

（5）神经肌肉病变　如脊髓灰质炎、多发性神经根炎、进行性肌萎缩。

（6）其他　如成人呼吸窘迫综合征、高原性低氧血症、胸部或上腹部手术引起通气限制。

慢性阻塞性肺部疾病（包括慢性支气管炎、肺气肿、肺心病）是引起呼吸衰竭最常见的病因。

呼吸衰竭的根本病理生理改变是缺氧伴或不伴有二氧化碳潴留，其主要发生机制为肺泡通气不足，气体弥散障碍，通气/血流比例失调。

二、病理生理

缺氧和二氧化碳潴留影响全身各个器官，产生一系列病理生理变化。

（一）缺氧

缺氧发生早，恢复也缓慢。对中枢神经、心血管、呼吸系统以及肝、肾损害较大，晚期常造成不可逆的变化。

1. 对中枢神经的影响

脑对缺氧的耐受性很差，因脑耗氧量大，占全身耗氧量的1/4～1/5，每100g脑组织每分钟耗氧3mL。缺氧使脑血管扩张，脑血流量增加，引起颅内高压，间质水肿；脑细胞缺氧，引起脑细胞水肿，甚至脑细胞坏死。颅内压升高加重脑组织受压，血供恶化使缺氧加重，形成恶性循环。

2. 对心血管的影响

心肌对缺氧也极为敏感，每100g心肌组织每分钟耗氧10mL。缺氧使心率和搏出量增加；心肌和传导系统缺氧引起兴奋性增加，导致心律失常，严重时可引起心室颤动和心搏骤停。缺氧使肺小动脉痉挛、收缩，肺循环阻力增加，导致肺动脉高压和右心室肥厚。

3. 对呼吸的影响

主要通过颈动脉窦和主动脉体化学感受器，反射性刺激呼吸中枢，使通气量增加。在有严重二氧化碳潴留、呼吸中枢受抑制时，缺氧是驱动呼吸、维持通气量的主要环节。

4. 对肝、肾功能的影响

轻度缺氧使肾血流量和肾小球滤过率增加，但严重缺氧不仅使肾血流量减少，且直接损伤肾实质，引起肾功能障碍。肝细胞因缺氧发生变性坏死，出现肝功能异常。

5. 其他

缺氧使组织无氧代谢增加，能量产生减少，乳酸增加，导致代谢性酸中毒。能量减少，直接影响钠泵和离子交换，使氢离子和钠离子进入细胞内，钾离子移到细胞外，导致细胞内酸中毒和血钾升高。消化道黏膜缺氧，发生糜烂，引起消化道出血。缺氧可通过肾小球旁细胞产生促红细胞生成因子，使红细胞生成素增加，从而刺激骨髓引起继发性红细胞增多。缺氧和酸中毒在毛细血管内皮细胞损伤的基础上，加上红细胞增多，血液黏稠度增加，促使凝血而发生弥散性血管内凝血（DIC）。

（二）二氧化碳潴留

1. 对中枢神经的影响

少量二氧化碳可兴奋呼吸中枢，使通气量增加，但超过一定浓度，如 $PaCO_2$ 升高至正常的 2 倍时，对呼吸中枢产生抑制作用，可引起嗜睡直至昏迷等不同程度的二氧化碳麻醉现象（称肺性脑病）。$PaCO_2$ 升高也使脑血管扩张，血流量增加，加重缺氧引起颅内压升高和脑水肿。

2. 对心血管的影响

使心率加快，心搏出量增加，血压升高。使周围静脉和毛细血管扩张，出现四肢皮肤温暖、多汗。

3. 对呼吸的影响

对呼吸中枢的影响从兴奋到抑制，使呼吸由加深、加大到变浅、变慢，直到呼吸停止。

4. 对酸碱平衡的影响

二氧化碳是人体代谢过程中产生最多的物质。在碳酸酐酶的作用下，能与水结合生成碳酸。正常肺脏每天排出的二氧化碳约相当于碳酸 15mmol/L。碳酸及碳酸氢盐是调节血液酸碱平衡最重要的缓冲对，血液酸碱度取决于碳酸及碳酸氢盐的比例。其中 $PaCO_2$ 与肺泡通气有关，二氧化碳潴留时，$PaCO_2$ 升高使 pH 降低，发生呼吸性酸中毒，如肾功能好，经过一定时间（一般 3～5 天），通过 HCO_3^- 回收增加，使 pH 恢复正常，称代偿性呼吸性酸中毒。但如 $PaCO_2$ 升高过快、过高，超过肾脏代偿能力，则 $PaCO_2$ 升高远远超过碳酸的增加，使 pH 低于正常，为失代偿性呼吸性酸中毒。

随呼吸性酸中毒的发生，相继出现电解质紊乱，钠离子、氢离子进入细胞内，钾离子移向细胞外，发生细胞内酸中毒及高钾血症。肾脏排出氢离子及氯离子增加（以换回钠离子及碳酸氢根），氯离子进入红细胞内使碳酸氢根进入血浆，故引起低氯、低钠血症。

三、分型

（一）按动脉血气分析分型

（1）Ⅰ型　缺氧无 CO_2 潴留，或伴 CO_2 降低。见于换气功能障碍（通气/血流比例失调、弥散功能损害和肺动-静脉样分流）的病例是氧疗的适应证。

（2）Ⅱ型　缺氧伴 CO_2 潴留。系肺泡通气不足所致。单纯通气不足者，缺氧和 CO_2 潴留的程度是平行的，若伴换气功能损害，则缺氧更为严重。应增加肺泡通气量，必要时加氧疗。

（二）按病程分型

（1）急性呼吸衰竭是指呼吸功能原来正常，由于前述病因引起通气或换气功能在短时间内受到严重损害出现呼吸衰竭的临床表现。如脑血管意外、药物中毒抑制呼吸中枢、呼吸肌麻痹、肺梗死、急性呼吸窘迫综合征（ARDS）等。因机体不能很快代偿，如不及时抢救，会危及患者生命。

（2）慢性呼吸衰竭多见于慢性呼吸系统疾病，如慢性阻塞性肺疾病、重度肺结核等，其呼吸功能的损害逐渐加重，虽有缺氧，或伴 CO_2 潴留，但通过机体代偿适应，日常生活仍能自理，称为慢性代偿性呼吸衰竭。一旦并发呼吸道感染，或因其他原因使呼吸功能进一步损害，代偿丧失，即可出现严重缺氧、CO_2 潴留和酸中毒的临床表现，称为慢性失代偿性呼吸衰竭。

四、临床表现

（一）呼吸困难

轻者仅感呼吸费力，重者出现呼吸窘迫，呼吸加深加快，呼吸频率和节律改变。呼吸器官的病变所致的周围性呼吸衰竭，由于呼吸劳累，呼吸辅助肌参与呼吸，表现为点头提肩或皱眉样呼吸等。严重的肺气肿并发呼吸衰竭或肺性脑病，进入 CO_2 麻醉阶段，可能没有明显的呼吸困难主诉。

（二）发绀

发绀是缺氧的典型症状，当动脉血氧饱和度低于 85％ 时，可在口唇、指甲出现发绀；应注意红细胞增多者发绀可明显，贫血者则不明显或不出现；严重休克者即使动脉血气分析正常，也可出现发绀，发绀还受皮肤色素及心功能的影响。

（三）神经系统症状

缺氧可引起判断力减退、轻度共济失调、焦虑不安、失眠、眩晕等；高碳酸血症可引起头痛、嗜睡、昏迷、肌肉震颤和颅内压升高。在出现缺氧伴二氧化碳潴留而致精神神经症状时，称为肺性脑病。

（四）循环系统症状

缺氧（尤其是急性缺氧）和严重的二氧化碳潴留可引起心律不齐；显著缺氧可引起心动过速，血压上升；极严重的缺氧可致心率缓慢，血压下降。

（五）消化和泌尿系统症状

呼吸衰竭对肝、肾功能都有影响，如肝细胞缺氧发生变性坏死或肝脏淤血，血清谷丙转氨酶高达 $100\sim200U/L$ 或更高。严重缺氧和 CO_2 潴留常有消化道出血，可能是由胃肠道黏膜充血水肿糜烂渗血或应激性溃疡所引起。肾功能损害表现在非蛋白氮升高，蛋白尿，尿中出现红细胞和管型。上述肝、肾功能异常，可随呼吸衰竭缓解逐渐恢复正常；消化道出血在缺氧和二氧化碳潴留纠正后可迅速控制。

（六）休克、DIC 等表现

呼吸衰竭可伴感染性、心源性或失血性休克，DIC 引起脏器微循环障碍或出血时导致功能紊乱，例如脑出血时使肺性脑病加重。慢性呼吸衰竭因长期缺氧，使肾上腺皮质功能萎缩，出现肾上腺皮质功能不全症状，皮肤色素沉着，血压偏低。

五、护理措施

（一）护理要点

以纠正缺氧与二氧化碳潴留为主要目标。Ⅰ型呼吸衰竭应纠正缺氧，Ⅱ型呼吸衰竭还需提高肺泡通气量。因此，保持呼吸道通畅、积极控制感染和合理给氧，作为治疗呼吸衰竭的三大措施。

（二）观察要点

1. 呼吸困难

注意观察呼吸节律与频率的改变。

2. 发绀

以口唇发绀为观察重点，同时注意吸氧后的表现。

3. 神志改变

烦躁不安、神志恍惚、昏迷、双侧瞳孔缩小和颅内压升高的表现。

4. 心血管系统改变

心动过速、过缓；心律不齐；血压升高、降低；休克或周围循环衰竭。

（三）保持呼吸道通畅

分泌物积聚在呼吸道是极其有害的，可加重呼吸道阻力，降低通气量，容易引起肺不张，加重通气/血流比例失调，降低肺顺应性。分泌物的潴留使呼吸道和肺部易发生感染，分泌物黏稠、咳嗽反射迟钝和支气管平滑肌痉挛可造成分泌物积聚，妨碍通气。保持呼吸道通畅，应积极排痰，解痉平喘，刺激咳嗽，辅助引流，必要时行气管插管或气管切开，机械呼吸，这些都是十分重要有效的措施。

1. 痰液湿化

患者饮水不足，烦躁不安，呼吸急促，加上呼吸道感染，必然引起分泌物黏稠或干燥，促进痰液稀释的方法，一是补充水分，二是使用药物。

鼓励饮水、蒸汽吸入或雾化吸入和静脉输液可达到补充水分的目的。

呼吸急促的患者从呼吸道丧失水分较多，每天补液量应达到 2000mL 左右。哮喘持续状态导致呼吸衰竭者，每天补液量应达到 2500～3500mL。在大量补液的同时，需监测心率、血压、尿量，必要时监测中心静脉压。急性呼吸衰竭无明显脱水时，补液量不要太多，每天约 1500mL。促进痰液稀化的药物有盐酸溴己新、乙酰半胱氨酸、α-糜蛋白酶等。痰稠厚或脓性痰是呼吸道感染的结果，抗生素的应用对脓性痰的稀化起重要作用。

2. 刺激咳嗽

呼吸衰竭患者吸气深度不足，最大呼气流速降低，喉肌无力，或神志不清，均可造成咳嗽无力，咳嗽反射迟钝加重气道阻塞。对咳嗽无力的患者应刺激咳嗽，连续做几次深呼吸或叩击背部诱发咳嗽，吸痰管插入喉部借助吸引对局部的刺激也可引起咳嗽，用生理盐水特别是高渗生理盐水气雾吸入，可诱发咳嗽。

3. 辅助排痰

呼吸衰竭患者，尤其是慢性阻塞性肺疾病患者，痰量增加并滞留在下呼吸道，排痰困难。故采用辅助排痰的方法，以改善通气。辅助排痰法包括拍击、吸引。拍击应在患者清醒状态咳嗽反射存在的情况下，由医护人员帮助翻身，先翻向一侧，然后拍击背部，使痰栓松动、脱落，可将分泌物驱入支气管主干，再刺激咳嗽排出痰液。吸引的方法包括经鼻或口腔插入吸痰管进行咽部吸引，同时亦可用辅助拍击法或经纤维支气管镜用小量盐水冲洗吸引。经气管插管或气管切开吸引。

4. 支气管扩张药的作用

慢性阻塞性肺气肿所致呼吸衰竭有不同程度的支气管痉挛，加之呼吸衰竭时易继发支气管、肺部感染，炎症刺激也会造成支气管平滑肌张力增高，因此适当应用支气管扩张药，可使支气管平滑肌松弛，呼吸道阻力下降，呼吸肌做功减少，血氧饱和度改善，中枢对二氧化碳敏感性增高，有助于呼吸衰竭的恢复。

静脉应用氨茶碱仍为最佳治疗方法，氨茶碱 0.25g 加入 50％葡萄糖溶液 20mL 在 20～40min 内推完，或氨茶碱 0.25～0.5g 加 5％葡萄糖溶液 250～500mL 静滴，维持量 0.4mg/(kg·h)，如效果不佳，可增至 0.9mg/(kg·h)。有心功能不全者，推注速度要缓慢。注意患者有无恶心、呕吐、心律失常等不良反应，浓度过高、速度过快滴入可引起心室颤动。

其他支气管扩张药有异丙肾上腺素、沙丁胺醇。糖皮质激素能减轻支气管痉挛，减少分泌物，平喘效果肯定。在成人呼吸窘迫综合征的早期，可大量短程应用激素，如地塞米松 30mg/kg，必要时 6h 重复一次，1～2 天停药，可改善肺毛细血管通透性，消除肺间质水肿，并可促进表面活性物质的合成与分泌，防止肺泡萎缩，从而降低 ARDS 的病死率。在肺性脑病的早期，每日应用地塞米松 10mg 静注，连续 2～3 天，多能使病情得到改善，但皮质激素不宜长期使用，否则易引起感染扩散，消化道出血甚至溃疡穿孔等不良反应，因而在用药期间要特别警惕。

5. 气管插管、气管切开和辅助呼吸

呼吸衰竭患者呼吸道分泌物积滞，通气严重不足，上述治疗无效或精神症状加重，患者陷入昏迷或半昏迷时，应予气管插管，以保证呼吸道通畅，便于吸痰和给氧。气管插管不宜安放过久，以免损伤声带或发生喉头水肿。患者神志清醒，病情仍需要时可考虑气管切开。

（四）积极控制呼吸道感染

呼吸道感染是诱发呼吸衰竭的重要原因，特别是 COPD 所致的呼吸衰竭，当肺功能明显减退时，较轻的感染足以使肺功能失代偿，感染能否控制直接关系治疗的成败，抗生素的选择应针对并参考药物敏感试验，同时还要根据感染的轻重、机体状况、既往用药等进行全面参考，选用适当的抗生素。

（五）合理用氧

在呼吸衰竭的处理中，氧疗是十分重要的措施。急剧发生的严重缺氧可产生神经、心血管系统不可逆的损害。原发于肺部疾病并有二氧化碳潴留的患者，吸氧浓度偏高，易诱发加重肺性脑病。

呼吸衰竭患者需要吸氧时，一般采用鼻导管吸氧，不影响进食与咳痰。Ⅰ型呼吸衰竭患者无二氧化碳潴留，中枢对二氧化碳有正常的反应性，可不必采用控制性给氧；轻度低氧血症（PaO_2 在 6.67～8.53kPa），患者只需吸低浓度氧，有严重通气/血流比例失调或分流样效应重症Ⅰ型呼吸衰竭者（PaO_2<4.67kPa）给予中等浓度吸氧，不会出现 $PaCO_2$ 升高。Ⅱ型呼吸衰竭患者有二氧化碳潴留，呼吸中枢对 CO_2 敏感性降低，呼吸驱动靠缺氧来刺激，如需吸氧，只能采用控制性氧疗，即持续低流量吸氧，开始时吸氧浓度 24%，以后略升高，一般不超过 32%，使 PaO_2 维持在 6.67kPa（50mmHg），达到基本安全水平即可，不必加大吸氧浓度。Ⅱ型呼吸衰竭患者氧疗后 $PaCO_2$ 会有一定程度升高。中度低氧血症和重

度低氧血症在控制性吸氧后，预计 $PaCO_2$ 上升 $2.00 \sim 2.67kPa$，如患者氧疗前 $PaCO_2$ 只有轻微增高，这样的上升不致产生昏迷或严重的问题。但如果氧疗前 $PaCO_2$ 较高者，如此上升可使患者进入二氧化碳麻醉状态。对 $PaCO_2$ 高于 $9.33kPa$ 者，用氧应极为小心。对于这类患者开始只用 24% 的氧，以后再逐步提高氧浓度，如 28% 的氧能使 PaO_2 达到 $6.67kPa$，而 $PaCO_2$ 升高也在安全范围内，则 28% 的氧为最合理的氧浓度。

（1）给氧方法　临床上选用氧疗工具依据三个条件：①能提供比较稳定的氧浓度。②患者吸氧后无不适感觉。③易于接受，并能坚持长时间应用。

鼻导管或鼻塞对于非气管插管或气管切开的一般患者是较合适的常用给氧方式，具有简单、价廉、方便，并为多数患者接受等优点。

（2）鼻导管　一般由橡皮管或塑料管制成，从鼻孔沿鼻腔底部插入一定深度，其尖端达到软腭后（插入长度为 10cm）为适中。其缺点有三：易堵塞，对局部有刺激性；如给氧流速 $>6L/min$ 可导致鼻黏膜干燥不适；万一滑入食管可导致上消化道胀气。

（3）鼻塞　由较硬而光滑的材料（如含硅胶、塑料）制作。给氧前擦净鼻腔、调节氧流量，再将鼻塞塞入鼻孔内，长时间用氧适用此法，患者感觉舒适，使用方便。

鼻塞、鼻导管吸氧浓度（%）＝21＋4×氧流量（L/min）

（4）呼吸机供氧　上述方法不能有效改善缺氧或二氧化碳分压呈进行性升高，可用呼吸机供氧。氧浓度不超过 60% 为宜。

（5）氧疗失败的原因　①吸入氧浓度不够，如鼻导管吸氧时，用口腔呼吸，降低了吸氧浓度；②气道严重阻塞，影响了氧进入肺泡；③心输出量严重降低所致组织供氧不足；④严重贫血引起的组织缺氧；⑤通气/血流比例失调，导致生理性分流，如成人呼吸窘迫综合征；⑥氧疗后发生二氧化碳麻醉；⑦高浓度氧疗法引起并发症，如氧中毒肺损害、肺不张、抽搐或呼吸抑制。

（6）氧疗的效果评价　如呼吸频率减慢，节律正常，血压上升，心率减慢，心律失常消失，皮肤发绀改善，皮肤温暖，少汗，神志恢复，尿量增多，呼吸困难减轻，提示组织缺氧改善。还可根据 PaO_2 和 $PaCO_2$ 改善程度判断氧疗效果。

停氧的指标：呼吸平稳、心律规整、心率下降、血压正常、神志清楚、精神好转，口唇、甲床发绀消失，停氧后 $PaO_2 > 8.0kPa$（60mmHg）不再下降，$PaCO_2 < 6.7kPa$（50mmHg）不再上升。在停止吸氧前，必须

间断吸氧几日，方可完全停止氧疗。

（7）氧疗监护内容　①体温、脉搏、呼吸、血压监测。②观察咳嗽、发绀、神志的变化。③防止氧中毒。

（六）呼吸兴奋药的使用

通气不足伴有明显的二氧化碳潴留，应用氧疗的同时，可考虑应用呼吸兴奋药，以尼可刹米最为常用，该药作用快，呼吸幅度、频率即刻增加，发绀减轻，神志清醒，不良反应为皮肤潮红、瘙痒、肌肉抽动、烦躁不安，但减缓滴注或停用后症状可缓解或消失。Ⅱ型呼吸衰竭患者在伴有神志不清时，可适量应用呼吸兴奋药，它的疗效基于促使神志清醒，加强咳嗽反射，改善痰液引流，使通气功能得以改善，所以使用呼吸兴奋药后，如神志转清，应争取这一机会采取措施（如呼吸道湿化、鼓励咳嗽、帮助腹式呼吸等），如只用呼吸兴奋药，不注意保持呼吸道通畅，不仅收效甚微，反而增加氧耗量，临床上应用呼吸兴奋药治疗12h无明显效果时，则考虑气管插管或切开，加用机械呼吸，以免贻误病情。

（七）酸碱失衡及电解质紊乱的处理

慢性呼吸衰竭失代偿常伴有酸碱失衡，以酸中毒常见，酸中毒治疗关键在于改善通气，排出过多的二氧化碳。但pH太低，可造成严重的心律失常、低血压或昏迷。呼吸性酸中毒合并代谢性酸中毒pH<7.20者，可小量多次静脉注射碳酸氢钠。在血气监护下使pH升至7.20以上，但不可急于恢复正常，如补碱过量，加之改善通气过程中，$PaCO_2$迅速下降则可产生致死性的碱中毒。呼吸性酸中毒合并代谢性酸中毒时常并发低钾、低氯、低钠血症，故需补充钾、钠、氯离子，氯化钾可静滴或口服，根据病情每日补充4.0g左右。低氯者可给予盐酸精氨酸静滴（10～20g）。低钠者予10%氯化钠溶液静滴。同时存在严重低钾、低钠者，应先补钾后补钠。电解质紊乱、酸碱失衡患者及时抽血监测血气及电解质，调整用量指导治疗。

（八）支持治疗

慢性呼吸衰竭失代偿期多由于病程长，病情反复，饮食减少，机体消耗增多等原因，常伴有不同程度水、电解质和能量代谢失调。营养不良可造成全身和呼吸道抵抗力降低，黏膜屏障功能减弱，白细胞杀菌能力受损，营养低下还使代谢负荷增加，易发生呼吸衰竭。如患者只靠葡萄糖供给营养，每日热量不足 2100kJ，3～4 天以后呼吸中枢对缺氧和 CO_2 反应降低，加重呼吸衰竭。因此，对昏迷或吞咽困难及气管插管的患者，应首先考虑鼻饲饮食，一般予 4184～5021kJ/d，其中碳水化合物占 60%～70%，脂肪 15%～20%，蛋白质 15%，胃肠功能差的患者可改用静脉营养法，如脂肪乳剂、复合氨基酸静脉滴注。

第二章

循环系统疾病患者的护理

第一节　心力衰竭

心力衰竭（hean failure）是由于心脏收缩功能及（或）舒张功能障碍，不能将静脉回心血量充分排出心脏，造成静脉系统淤血及动脉系统血液灌注不足而出现的综合征。

一、病因

1. 基本病因

（1）心肌损伤　任何大面积（大于心室面积40%）的心肌损伤都会导致心脏收缩及（或）舒张功能的障碍。

（2）心脏负荷过重　压力负荷（后负荷）过重，心脏排血阻力增大，心排血量降低，心室收缩期负荷过度，引起心室肥厚性心力衰竭；容量负荷（前负荷）过重，心脏舒张期容量增大，心排血量减低，引起心室扩张性心力衰竭。

（3）机械障碍　腱索或乳头肌断裂，心室间隔穿孔，心脏瓣膜严重狭窄或关闭不全等引起的心脏机械功能衰退，导致心力衰竭。

（4）心脏负荷不足　如缩窄性心包炎、大量心包积液、限制性心肌病等，使静脉血液回心受限，因而心室、心房充盈不足，腔静脉及门脉系统淤血，心排血量减低。

（5）血液循环容量过多　如静脉过多过快输液，尤其在无尿少尿时超量输液、急性或慢性肾炎引起高度水钠潴留、高度水肿等均可引起血循环容量急剧膨胀而致心力衰竭。

2. 诱发因素

（1）感染 感染可增加基础代谢，增加机体耗氧，增加心排血量而诱发心力衰竭，尤其呼吸道感染较多见。

（2）体力过劳 正常心脏在体力活动时，随身体代谢增高，心排血量也随之增加。而有器质性心脏病患者体力活动时，心率增快，心肌耗氧量增加，心排血量减少，冠状动脉血液灌注不足，导致心肌缺血，心慌气急，诱发心力衰竭。

（3）情绪激动 情绪激动促使儿茶酚胺释放，心率增快，心肌耗氧增加，动脉与静脉血管痉挛，增加心脏前后负荷诱发心力衰竭。

（4）妊娠与分娩 风湿性心脏病或先天性心脏病患者，心功能低下，在妊娠32～34周，分娩期及产褥期最初3天内心脏负荷最重，易诱发心力衰竭。

（5）动脉栓塞 心脏病患者长期卧床，静脉系统长期处于淤血状态，容易形成血栓，一旦血栓脱落导致肺栓塞，加重肺循环阻力诱发心力衰竭。

（6）水、钠摄入量过多 心功能减退时，肾脏排水排钠功能减弱，如果水、钠摄入量过多可引起水钠潴留，血容量膨胀。

（7）心律失常 心动过速可使心脏无效收缩次数增加而加重心脏负荷；心脏舒张期缩短使心室充盈受限进而降低心排血量，同时心脏氧渗透期缩短不利于心肌代谢。

（8）冠脉痉挛 冠状动脉粥样硬化，易发生冠脉痉挛，心肌缺血导致心脏收缩及（或）舒张功能障碍。

（9）药物反应 因用药或停药不当导致的心力衰竭或心力衰竭恶化不在少数。慢性心力衰竭不该停用强心药而停用，服用过量洋地黄类药物、利尿药或抗心律失常药，都可导致心力衰竭恶化。

二、病理生理

1. 心脏的代偿机制

正常心脏有比较充足的储备能力，以适应一般生活需要所增加的心脏负担。当心功能减退，心排血量降低不足以供应机体需要时，机体将同时通过神经、体液等机制进行调整，力争恢复心排血量。

（1）反射性交感神经兴奋，迷走神经抑制，代偿性心率加快及心肌收缩力加强，以维持心排血量。由于交感神经兴奋，周围血管收缩，小动脉收缩可使血压维持正常而不随心排血量降低而下降；小静脉收缩可使静脉回心血量增加，从而使心搏血量增加。

（2）心肌肥厚　心室扩张、长期的负荷加重，使心肌肥厚和心室扩张，维持心排血量。然而，扩大和肥厚的心脏虽然完成较多的工作，但它耗氧量也随之增加，可是心肌内毛细血管数量并没有相应的增加，所以，扩大肥厚的心肌细胞相对的供血不足。

（3）心率增快　心率加快在一定范围内使心排血量增加，但如果心率太快则心脏舒张期显著缩短，使心室充盈不足，导致心排血量降低及静脉淤血加重。

2. 心脏的失代偿机制

当心脏储备力耗损至不能适应机体代谢的需要时，心功能便由代偿转为失代偿阶段，即心力衰竭。

心力衰竭时，心排血量相对或绝对降低，一方面供给各器官的血流不足，引起各器官组织的功能改变，血液重新分配，首先为保证心、脑、肾血液供应，皮肤、肌肉的供血相应有较大的减少。肾血流量减少时，可使肾小球滤过率降低和肾素分泌增加，进而促使肾上腺皮质的醛固酮分泌增加，引起水钠潴留，血容量增加，静脉和毛细血管充血和压力增加。另一方面，心脏收缩力减弱，不能完全排出静脉回流的血液，心室收缩末期残留血量增多，心室舒张末期压力升高，使静脉回流受阻，引起静脉淤血和静脉压力升高，从而引起外周毛细血管的漏出增加，水分渗入组织间隙引起各脏器淤血水肿；肝脏淤血时对醛固酮的灭活减少；以及抗利尿激素分泌增加，肾排水量进一步减少，水钠潴留进一步加重，水肿发生和加重。

根据心脏代偿功能发挥的情况及失代偿的程度，可将心力衰竭分为三度，或心功能Ⅳ级。

Ⅰ级：有心脏病的客观证据，而无呼吸困难、心悸、水肿等症状（心功能代偿期）。

Ⅱ级：日常劳动并无异常感觉，但稍重劳动即有心悸、气急等症状（心力衰竭Ⅰ度）。

Ⅲ级：普通劳动亦有症状，但休息时消失（心力衰竭Ⅱ度）。

Ⅳ级：休息时也有明显症状，甚至卧床仍有症状（心力衰竭Ⅲ度）。

三、临床表现

心力衰竭在早期可仅有一侧衰竭，临床上以左心衰竭为多见，但左心衰竭后，右心也相继发生功能损害，最后导致全心衰竭。临床表现的轻重常依病情发展的快慢和患者的耐受能力而不同。

1. 左心衰竭

（1）呼吸困难　轻症患者自觉呼吸困难，重者同时有呼吸困难和短促的表现。早期仅发生于劳动或运动时，休息后很快消失。这是由于劳动促使回心血量增加，肺淤血加重的缘故。随着病情加重，轻度劳动即感到呼吸困难，严重者休息时亦感呼吸困难，以致被迫采取半卧位或坐位，为端坐呼吸。

（2）阵发性呼吸困难　多发生于夜间，故又称为阵发性夜间性呼吸困难。患者常在熟睡中惊醒，出现严重呼吸困难及窒息感，被迫坐起，咳嗽频繁，咳粉红色泡沫样痰液。轻者数分钟，重者经 1～2h 逐渐停止。阵发性呼吸困难的发生原因，可能为：①睡眠时平卧位，回心血量增加，超过左心负荷的限度，加重了肺淤血。②睡眠时，膈肌上升，肺活量减少。③夜间迷走神经兴奋性增高，使冠状动脉和支气管收缩，影响了心肌的血液供应，发生支气管痉挛，降低心肌收缩性能和肺通气量，肺淤血加重。④熟睡时中枢神经敏感度降低，因此，肺淤血必须达到一定程度后方能使患者因气喘惊醒。

（3）急性肺水肿　是左心衰竭的重症表现，是阵发性呼吸困难的进一步发展。常突然发生，呈端坐呼吸，表情焦虑不安，频频咳嗽，咳大量泡沫样或血性泡沫性痰液，严重时可有大量泡沫样液体由鼻涌出，面色苍白，口唇发绀，皮肤湿冷，两肺布满湿啰音及哮鸣音，血压可下降，甚至休克。

（4）咳嗽和咳痰　为肺泡和支气管黏膜淤血所致，多与呼吸困难并存，咳白色泡沫样黏痰或血性痰。

（5）其他症状　可有疲乏无力、失眠、心悸、发绀等。严重患者脑缺氧缺血时可出现陈-施呼吸、嗜睡、眩晕、意识丧失、抽搐等。

（6）体征　除原有心脏病体征外，可有舒张期奔马律、交替脉、肺动脉瓣音区第二心音亢进。轻症肺底部可听到散在湿啰音，重症则湿啰音满布全肺。有时可伴哮鸣音。

（7）X线及其他检查　X线检查，可见左心扩大及肺淤血，肺纹理增粗。急性肺水肿时可见由肺门伸向肺野呈蝶形的云雾状阴影。心电图检查可出现心率快及左心室肥厚图形。臂舌循环时间延长（正常 10～15s），臂肺时间正常（4～8s）。

2. 右心衰竭

（1）水肿　皮下水肿是右心衰竭的典型症状。在水肿出现前，由于体内已有水钠潴留，体液潴留达 5kg 以上才出现水肿，故多只有体重增加。

水肿多先见于下肢，卧床患者则在腰、背及骶部等部位明显，呈凹陷性水肿。重症则波及全身。水肿多于傍晚发生或加重，休息一夜后消失或减轻，伴有夜间尿量增加。这是由于夜间休息时，回心血量比白天活动时增多，心脏能将静脉回流血量排出，心室收缩末期残留血量减少，静脉和毛细血管压力有所减轻，因而水肿减轻或消退。

少数患者可出现胸腔积液和腹水。胸腔积液可同时见于左、右两侧胸腔，但以右侧较多，其原因不甚明了。由于壁层胸膜静脉回流体静脉，而脏层胸膜静脉血流入肺静脉，因而胸腔积液多见于左右心衰并存时。腹水多由心源性肝硬化引起。

（2）颈静脉怒张和内脏淤血　坐位或半卧位时可见颈静脉怒张，其出现常较皮下水肿或肝大出现为早，同时可见舌下、手臂等浅表静脉异常充盈。肝大并压痛可先于皮下水肿出现。长期肝淤血，缺氧，可引起肝细胞变性、坏死，并发展为心源性肝硬化，肝功能检查不正常或出现黄疸。若有三尖瓣关闭不全并存，肝脏扪诊呈扩张性搏动。胃肠道淤血常引起消化不良、食欲减退、腹胀、恶心和呕吐等症状。肾淤血致尿量减少，尿中可有少量蛋白和细胞。

（3）发绀　右心衰竭者多有不同程度的发绀，首先见于指端、口唇和耳郭，较单纯左心功能不全者为显著，其原因除血红蛋白在肺部氧合不全外，与血流缓慢，组织自毛细血管中吸取较多的氧而使还原血红蛋白增加有关。严重贫血者可不出现发绀。

（4）神经系统症状　可有神经过敏、失眠、嗜睡等症状。重者可发生精神错乱，可能是脑出血、缺氧或电解质紊乱等原因引起。

（5）心脏及其他检查　主要为原有心脏病体征，由于右心衰竭常继发于左心衰竭的基础上，因而左、右心均可扩大。右心扩大引起了三尖瓣关闭不全时，在三尖瓣音区可听到收缩期吹风样杂音。静脉压增高。臂肺循环时间延长，因而臂舌循环时间也延长。

3. 全心衰竭

左、右心功能不全的临床表现同时存在，但患者或以左心衰竭的表现为主或以右心衰竭的表现为主，左心衰竭肺充血的临床表现可因右心衰竭的发生而减轻。

四、护理

1. 护理要点

（1）减轻心脏负担，预防心力衰竭的发生。

（2）合理使用强心、利尿、扩血管药物，改善心功能。

（3）密切观察病情变化，及时救治急性心力衰竭。

（4）健康教育。

2. 减轻心脏负担，预防心力衰竭

休息可减少全身肌肉活动，减少氧的消耗，减少静脉回心血量及减慢心率，从而减轻心脏负担。根据患者病情适当安排其生活和劳动，可以尽量减轻心脏负荷。对于轻度心力衰竭患者，可仅限制其体力活动，并规定充分的午睡时间或较正常人多一些的夜间睡眠时间。较重的心力衰竭患者均应卧床休息，并尽可能使卧床休息患者的体位舒适。当心力衰竭表现有明显改善时，应尽快允许和鼓励患者逐渐恢复体力活动，恢复体力活动的速度和程度视患者心力衰竭的严重程度和发作时间的长短及患者对治疗的反应等而定。如心功能已完全恢复正常或接近正常，则每日可进行轻度体力活动。

饮食应少量多餐，给予低热量、多维生素、易消化食物，避免过饱，加重心脏负担。目前由于利尿药应用方便，对钠盐限制不必过于严格，一般轻度心力衰竭患者每日摄入食盐 5g 左右，中度心力衰竭患者给予低盐饮食（2～4g），重度心力衰竭患者给予无盐饮食。如果经一般限盐、利尿，病情未能很好控制者，则应进一步严格限盐，摄入量不超过 1g。饮水量一般不加限制，仅在并发稀释性低钠血症者，限制每日摄入水量 500mL 左右。

3. 合理使用强心药物并观察毒性反应

洋地黄类强心苷是目前治疗心力衰竭的主要药物，能直接加强心肌收缩力，增加心排血量，从而使心脏收缩末期残余血量减少，舒张末期压力下降，有利于缓解各器官的淤血，增加尿量，减慢心率。常用的给药方法：负荷量加维持量，在短期内，1～3 天给予一定的负荷量，以后每日用维持量，适用于急性心力衰竭、较重的心力衰竭或需尽快控制病情的患者；单用维持量，近年来证实，洋地黄类药物治疗剂量的大小与其增强心肌收缩力作用呈线性关系，故对较轻的心力衰竭和易发生中毒的患者可用较小的剂量，而不采用惯用的洋地黄负荷量法，尤其对慢性心力衰竭更适用。

洋地黄用量的个体差异大，且治疗剂量与中毒剂量较接近，故用药期间需要密切观察洋地黄的毒性反应。洋地黄毒性反应有：①消化道反应，食欲减退、恶心、呕吐、腹泻等。②神经系统反应，头痛、头晕、眩晕、视觉改变（黄视或绿视）。③心脏反应，可发生各种心律失常，常见的心律失常类型为室性期前收缩，尤其是呈二联、三联或呈多源性者。其他有房性心动过速伴有房室传导阻滞、交界性心动过速，各种不同程度的房室

传导阻滞、室性心动过速、心房纤颤等。④血清洋地黄含量，放射性核素免疫法测定血清地高辛含量＜2.0ng/mL，或洋地黄毒苷＜20μg/mL 为安全剂量。中毒者多数大于以上浓度。

使用洋地黄类药物时注意事项：①服药前要先了解病史，如询问已用洋地黄情况，利尿及电解质水平，如果存在低钾、低镁易诱发洋地黄中毒。②心力衰竭反复发作，严重缺氧，心脏明显扩大的患者对洋地黄药物耐受性差，宜小剂量使用。③询问有无合并使用增加或降低洋地黄敏感性的药物，如普萘洛尔、利血平、利尿药、抗甲状腺药物、维拉帕米、胺碘酮、肾上腺素等可增加洋地黄敏感性；而考来烯胺散、抗酸药物及巴比妥类药则可降低洋地黄敏感性。④了解肝肾功能，地高辛主要自肾脏排泄，肾功能不全者宜减少用量；洋地黄毒苷经肝脏代谢、经胆管排泄，部分转化为地高辛。⑤密切观察洋地黄毒性反应。⑥静脉给药时应用 5%～20% 葡萄糖溶液稀释，混匀后缓慢静推，一般不少于 10～15mim，用药时注意听诊心率及节律的变化。

4. 观察应用利尿药后的反应

慢性心力衰竭者，首选噻嗪类药物，采用间歇用药，即每周固定服药 2～3 天，停用 4～5 天。若无效可加服氨苯蝶啶或螺内酯。如果两药联用效果仍不理想可以用呋塞米代替噻嗪类药物。急性心力衰竭或肺水肿者，首选呋塞米或依他尼酸等快速利尿药。在应用利尿药 1h 后，静脉缓慢注射氨茶碱 0.25g，可增加利尿效果。应用利尿药后要密切观察尿量，每日测体重，准确记录 24h 液体出入量，大量利尿者应测血压、脉搏和抽血查电解质，观察有无利尿过度引起的脱水、低血容量和电解质紊乱的表现，尤其是应用排钾利尿药后有无乏力、恶心、呕吐、腹胀等低钾表现。对于利尿反应差者，应找出利尿不佳的原因，如了解肾功能情况，是否存在低血压、低血钾、低血镁或稀释性低钠血症，及用药是否合理等。

5. 合理使用扩血管药物并观察用药反应

血管扩张药可以扩张周围小动脉，减轻心脏排血时的阻力，而减轻心脏后负荷；又可以扩张周围静脉，减少回心血量，减轻心脏前负荷，进而改善心功能。常用的扩张静脉为主的药物有硝酸酯类及吗啡类药物；扩张动脉为主的药物有苄胺唑啉、肼苯达嗪、硝苯吡啶；兼有扩张动脉和静脉的药物有硝普钠、哌唑嗪及卡托普利等。在开始使用血管扩张药时，要密切观察病情和用药前后血压、心率的变化，慎防血管扩张过度、心脏充盈不足、血压下降、心率加快等不良反应。用血管扩张药注意，应从小剂量开始，用药前后对比心率、血压变化情况或床边监测血流动力学。根据具体情况，每 5～10min 测量 1 次，若用药后血压较用药前降低 1.33～2.66kPa（10～20mmHg），应谨慎调整药物浓度或停用。

6. 急性肺水肿的救治及护理

急性肺水肿为急性左心功能不全或急性左心衰竭的主要表现。多因突发严重的左心室排血不足或左心房排血受阻引起肺静脉及肺毛细血管压力急剧升高所致。当肺毛细血管压升高超过血浆胶体渗透压时，液体即从毛细血管漏到肺间质、肺泡甚至气道内，引起肺水肿。典型发作表现为突然严重气急，每分钟呼吸可达 30～40 次，端坐呼吸，阵阵咳嗽，面色苍白，大汗，常咳出泡沫样痰，严重者可从口腔和鼻腔内涌出大量粉红色泡沫液。发作时心率、脉搏增快，血压在起始时可升高，以后降至正常或低于正常。两肺内可闻及广泛的水泡音和哮鸣音。心尖部可听到奔马律。

（1）治疗原则　①减少肺循环血量和静脉回心血量。②增加心搏量，包括增强心肌收缩力和降低周围血管阻力。③减少血容量。④减少肺泡内液体漏出，保证气体交换。

（2）护理措施　①使患者取坐位或半卧位，两腿下垂，减少下肢静脉回流，减少回心血量。②立即皮下注射吗啡 10mg 或杜冷丁 50～100mg，使患者安静及减轻呼吸困难。但对昏迷、严重休克、呼吸道疾病或痰液极多者忌用，年老、体衰、瘦小者应减量。③改善通气-换气功能，轻度肺水肿早期高流量氧气吸入，开始 2～3L/min，以后逐渐增至 4～6L/min，氧气湿化瓶内加 75% 乙醇或选用有机硅消泡沫剂，以降低肺泡内泡沫的表面张力，使泡沫破裂，改善通气功能。肺水肿明显即应进行气管插管进行加压辅助呼吸，改善通气与氧的弥散，减少肺内分流，提高血氧分压。肺水肿基本控制后，可采用呼吸机间歇正压呼吸，如果动脉血氧分压＜9.31kPa 时，可改为持续正压呼吸。④速给去乙酰毛花苷 0.4mg 或毒毛花苷 K 0.25mg，加入葡萄糖溶液中缓慢静推。⑤快速利尿，如呋塞米 20～40mg 或依他尼酸 25mg 静脉注射。⑥静脉注射氨茶碱 0.25g 用 50% 葡萄糖液 20～40mL 稀释后缓慢注入，减轻支气管痉挛，增加心肌收缩力和尿排出。⑦氢化可的松 100～200mg 或地塞米松 10mg 溶于葡萄糖中静脉注射。

第二节　冠状动脉粥样硬化性心脏病

冠状动脉硬化性心脏病简称冠心病，是指由于冠状动脉粥样硬化或功能性冠状动脉痉挛使血管腔狭窄或阻塞，引起冠状动脉血流和心肌氧供需之间不平衡而导致心肌缺血缺氧或坏死的心脏病，亦称缺血性心脏病。血流动力学改变而引起的心肌缺血、严重心肌肥厚、主动脉瓣狭窄或关闭不全、主动脉夹层动脉瘤破裂等，则不包括在内。临床上冠心病可分成心绞痛、心肌梗死、隐性或无症状性冠心病、心肌硬化（心律失常和心力衰竭）、猝死五种类型。

一、病因

冠心病的易患因素主要有高血压、高脂血症、吸烟、糖尿病等。

高血压引起心肌梗死的发病机制可能为：高血压诱发动脉粥样硬化过程的加速；左心室肥厚导致心肌代谢增加以及冠状动脉储备相对减少；高血压时血流阻力增加引起血管壁功能异常或机械疲劳。

1. 冠心病与高脂血症

世界各国的冠心病流行病学研究都证实了血浆胆固醇与冠心病的患病率和病死率有肯定的关系。血浆中有各种脂质，如甘油三酯、磷脂、胆固醇及胆固醇酯等，它们以脂蛋白形式存在于血浆中，随血液循环而运转。脂蛋白对脂质代谢起调节作用。血浆的脂类和各种脂蛋白的质和量与动脉粥样硬化的发生有密切关系。一般认为动脉粥样硬化病变区的脂质来自血液，在病理情况下，血浆 β-脂蛋白大量透过动脉的内皮，沉积在血管壁内，可使内皮细胞及平滑肌细胞损伤，并结合其他各种因素的作用，最后形成粥样斑块。

2. 冠心病与吸烟

吸烟对心血管危害的机制是通过烟中尼古丁及血中一氧化碳含量对心血管造成损害，促使动脉壁平滑肌细胞蜕变，增加血小板凝集和血栓形成，减低室颤阈和诱发冠状动脉痉挛。

3. 冠心病与糖尿病

糖尿病患者冠心病的患病率及病死率远较无糖尿病者高而且发病年龄早。糖尿病能单独促发冠心病，且其常伴有高血压、高脂血症、高胰岛素血症，所有这些因子均增加冠心病的发生率。

4. 冠心病与其他易患因素

（1）肥胖　世界卫生组织的研究明确了人群平均体重指数与冠心病的发病率及病死率呈正相关。肥胖是成人血脂及脂蛋白水平的一个重要决定因素。

（2）体力活动减少　体力活动减少者，冠心病发病率较高。体力活动能增加高密度脂蛋白及脂蛋白脂肪酶的活性，减轻体重，降低血压，促进纤维蛋白溶解，减少血小板凝集和提高心电的稳定。

（3）心理社会因素　①反应过度，对体力或精神负荷的过度生理反应者易患冠心病。②社会支持，配偶、亲友和团体的亲密关系对冠心病有独立的防护作用。

二、心绞痛护理

1. 症状

疼痛是心绞痛的主要症状，典型发作为突然发生的疼痛，多有诱发因素，如劳力过度、情绪激动、饱餐或突然受冷等。典型的疼痛部位为胸骨后或心前区，可放射至颈颌部、左肩胛部、右臂内侧或上腹部。疼痛范围往往是一个区域，很少为一点。疼痛的性质因人而异，主诉有沉重、压榨、紧束、憋气或窒息感，刀刮样或针刺样痛大多不是心绞痛。疼痛程度可轻可重，重者常迫使患者停止动作、面色苍白，甚至出冷汗。疼痛持续的时间多为 $1\sim5\text{min}$。

（1）劳累性心绞痛　常在运动、劳累、情绪激动或其他增加心肌耗氧量时发生心前区疼痛，而在休息或舌下含服硝酸甘油后迅速缓解。

（2）稳定型心绞痛　反复发作劳累性心绞痛，且性质无明显变化，历时 $1\sim3$ 个月。心绞痛的频率、程度、时限以及诱发疼痛的劳累程度无明显变化，并对硝酸甘油有明显反应。

（3）恶化性心绞痛　亦称剧增型心绞痛，即原为稳定型心绞痛，但在最近 3 个月内心绞痛程度和发作频率增加、疼痛时间延长以及诱发因素经常变动，通常在低心肌耗氧量时引起心绞痛，提示病情进行性恶化。

（4）自发性心绞痛　心绞痛发作与心肌耗氧量增加无明显关系，疼痛时间较长并且程度较重，含服硝酸甘油不易缓解。心电图出现一过性 ST-T 段改变，但不伴有血清酶变化。

（5）卧位型心绞痛　常在半夜熟睡时发生，可能与做梦、夜间血压波动或平卧位时使静脉回流增加，引起心功能不全，致使冠状动脉灌注不足和心肌耗氧量增加有关。严重者可发展为心肌梗死或猝死。

（6）变异性心绞痛　通常在某一固定时间自发性发作心前区疼痛，心绞痛程度严重，发作时心电图示有关导联 ST 段抬高及相背导联 ST 段压低，常伴严重室性心律失常或房室传导阻滞。

（7）中间综合征　亦称冠状动脉功能不全、心绞痛状态或损害前心绞痛。患者在休息或睡眠时自发性发作心绞痛，且疼痛严重，疼痛时间在30min以上，但无心肌梗死的心电图和血清酶变化。

（8）梗死后心绞痛　为急性心肌梗死发生后1～3个月内重新出现的自发性心绞痛。由于与梗死有关的冠状动脉发生再通（不完全阻塞）或侧支循环形成，由存活但缺血的心肌导致心绞痛。这些患者的再梗死发生率较高。

（9）混合性心绞痛　患者在休息和劳累时均发生心绞痛，由于冠状动脉一处或多处严重狭窄，使冠状动脉血流突然和短暂减少等所致。

2. 体征

多数心绞痛发作时无特殊的体征，有的患者发生时可有心率增快和血压增高，发作严重者可面色苍白、满头大汗，有时可听到心尖部第三、第四心音及乳头肌功能不全而产生关闭不全。

3. 检查

（1）心电图　在心绞痛发作时，心电图的连续记录有助于发现各种变化，包括以R波为主的导联上可有ST段压低及T波低平或倒置等心内膜下心肌缺血性改变。超急性期的ST段抬高，R波幅度降低，出现室内或束支传导障碍和各种心律失常，最常见的是室性期前收缩。

（2）心电图负荷试验　心电图负荷试验的主要目的是观察患者对分级负荷试验的功能反应，运动中心率增加与心肌耗氧增加呈线性关系。活动平板是大运动量试验，运动负荷通过逐级增加运动量而获得，故又称多级运动试验。当运动中心率达该年龄组最大心率时，心肌耗氧量亦达最高值，称达极量；当心率达最大心率的85％称达亚极量。

4. 护理

（1）降低心脏负荷，缓解疼痛发作　降低心脏负荷。当心绞痛发作时立即停止步行或工作，休息片刻可缓解。对于频发或严重心绞痛者，严格限制体力活动，甚至绝对卧床休息。

合理使用血管扩张药缓解心绞痛发作。硝酸酯类是最有效的抗心绞痛药物，通过扩张全身小静脉，减少回心血量从而使心脏前负荷减轻；通过扩张全身小动脉，使外围阻力降低从而减轻心脏的后负荷，但前者作用明显比后者作用强，由于心脏前后负荷减轻，因此心肌耗氧量减少。常用的制剂有舌下含用的硝酸甘油片，作用时间迅速，2～3min即起作用，但维持时间短，只有15～30min。硝酸甘油贴片敷贴于左侧胸部，每日1～2片即可有效。较长效的亚硝酸异山梨醇（消心痛），舌下含用或口服，维持时间达4～6h。这类药物的不良反应有血管扩张引起的头痛、面红。有时剂量较大，使周围血管明显扩张而产生低血压、恶心等。β受体阻滞药主要作用为抑制或降低心肌对交感神经兴奋或儿茶酚胺的反应，减慢心率，使心肌收缩力减弱，从而降低心肌耗氧量使心绞痛缓解。但对于有潜在心力衰竭及有支气管哮喘或阻塞性肺气肿者应忌用。

（2）严密观察病情，预防诱发心肌梗死　不稳定型心绞痛患者应卧床休息，密切观察心电图动态变化及胸痛、心率、心律等情况，及时发现缓慢或快速心律失常，及时处理，避免发展为心肌梗死。

（3）冠状动脉腔内成形术的开展　经皮腔内冠状动脉成形术（PTCA）是改善心肌血供、缓解症状并减少急性心肌梗死发生的一种内科治疗技术，其治疗效果较药物治疗可靠且理想，又较心外科冠状动脉旁路移植术简单且痛苦小，是当今冠心病的主要治疗技术之一。

5. 患者教育

（1）纠正冠心病易患因素　积极治疗高血压、高脂血症；饮食要少量多餐，限制动物脂肪及高胆固醇食物，特别是肥胖者要限制食量，减轻体重，从而减少心脏负担；停止吸烟；合并糖尿病者需降低血糖；如有贫血、甲状腺功能亢进、心力衰竭者注意均需避免使用任何增加心肌耗氧的药物。

（2）指导调整生活方式　减轻或避免心肌缺血的发作。教会患者自测体力活动耐度，调整日常活动及工作量。避免突然性的劳力动作，尤其在较长时间休息以后（根据对昼夜心绞痛发作规律的研究发现，凌晨起床后的短时间内，心绞痛阈值较低），起床后活动动作宜慢，必要时需服用硝酸甘油预防。性生活的劳力程度大约相当于心率 120 次/分的体力活动，心绞痛者应注意 1h 前及 15min 前分别另加口服短时作用的 β 受体阻滞药及含硝酸甘油片 1 次，多数慢性稳定型心绞痛患者可继续正常性生活。对于频发或严重心绞痛者，应严格限制体力活动，并绝对卧床休息。寒冷天气可诱发心绞痛发作，外出应戴口罩或围巾。湿热环境也可触发心绞痛，应避免进入这类环境或安置空调。焦虑、过度兴奋、竞争性活动、饱餐后劳作等均会诱发心肌缺血发作，应注意避免。

（3）指导自救自护，预防病情突然加重　指导患者定期门诊检查；按医嘱服用各类药物。药物存放在避光干燥处为宜，避免潮解失效；随身携带心绞痛急救盒，当心绞痛发作时，立即就地休息，含服硝酸甘油，请求现场其他人员协助救护；备有氧气以便心绞痛发作时使用；自测心绞痛发作的特点，如果出现疼痛时间、程度等变化，立即就诊检查。

三、心肌梗死护理

1. 症状

（1）先兆　急性心肌梗死前出现的先兆以频发心绞痛最常见，其次是胸闷。临床上有下列情况应视为急性心肌梗死的先兆：原来稳定型或初发型心绞痛患者运动耐量突然下降；心绞痛发作的频度、严重程度、持续时间增加，诱发因素不明显，以往有效的硝酸甘油剂量变为无效；心绞痛发作时出现新的临床表现，如伴有恶心、呕吐、出汗、心悸或心动过缓，疼痛放射到新的部位，出现心功能不全或原有心功能不全加重，出现严重心律失常；心电图出现新的变化，如 T 波高耸、ST 段一时性明显抬高（变异性心绞痛）或压低、T 波倒置加深等。

（2）疼痛　疼痛是急性心肌梗死中最早出现、最为突出的症状。心肌梗死与心绞痛的性质和发生部位很相似，须予以鉴别：心肌梗死的疼痛多无明显诱因，常发生于安静时；发作后经安静休息不能使之消失，含服硝酸甘油无明显效果；疼痛时间较心绞痛长，可达数小时，甚至时重时轻达数日之久；疼痛更为剧烈，难以忍受，常需用强镇痛药才能减轻；患者常烦躁不安；疼痛的范围较心绞痛更广，常包括整个心前区，疼痛也可放射至下颌或颈、背等处，但不如心绞痛时明显。

急性下壁心肌梗死时可主要表现为上腹痛，易误诊为胃穿孔、急性胆囊炎、胆石症、急性胰腺炎等急腹症。

（3）全身症状　有发热、白细胞增高和红细胞沉降率增快等。一般在发病 24～48h 出现，为组织坏死及炎性反应的非特异性表现。

（4）胃肠道症状　发病早期，特别是当疼痛剧烈时，常发生恶心、呕吐，少数患者以此为主要症状，机制可能与迷走神经受病变处的心肌刺激有关。

（5）心律失常　急性心肌梗死中心律失常的检出率高达75%～95%，发病早期即可出现。常见的心律失常有以下几种，如窦性心律失常、房性心律失常、加速性交界性心律、室性心律失常、传导阻滞。

（6）充血性心力衰竭　急性心肌梗死患者 24%～48%存在不同程度的左心衰竭。表现为双肺有湿啰音，窦性心动过速及第三心音奔马律，可有轻重不一的呼吸困难。严重者发生肺水肿。严重右心室梗死患者伴有右心衰竭。

（7）休克　急性心肌梗死中心源性休克的发生率为 4.6%～16.1%，是由于心肌梗死面积广泛（40%以上），心排血量急剧下降所致。

（8）不典型的临床表现　急性心肌梗死可以不发生疼痛。无痛病例绝大多数有休克、重度心力衰竭或脑血管意外等并发症或发生于外科各种手术后，胸痛被其他严重症状所掩盖。

2. 检查

（1）心电图 急性心肌梗死完整的心电图诊断需具备以下几点，坏死性 Q 波、损伤性 ST 段和缺血性 T 波的改变；上述改变的动态演变，可分为极早期、急性期、亚急性期、陈旧期四个阶段；通过一定导联上的上述改变反映心肌梗死的部位。

（2）白细胞计数 白细胞增高常与体温升高平行发展，出现于发病后 24～48h，持续数日，计数在 (10～20)×10⁹/L，中性粒细胞减少或消失。

（3）红细胞沉降率 红细胞沉降率增快在发病后 24～48h 出现，持续 2～3 周。常为轻中度增快。

（4）血清酶测定 血清酶的测定对诊断急性心肌梗死很有价值，尤其是对症状不典型或症状典型而心电图未出现典型改变时。目前临床上常测定的血清酶有肌酸磷酸激酶（CPK）、谷丙转氨酶、乳酸脱氢酶及其同工酶。肌酸磷酸激酶增高时间最早，急性心肌梗死后 5～8h 开始上升，24h 达高峰。乳酸脱氢酶增高的时间最晚，在梗死后 24～48h 开始上升，3～6 天达高峰。

3. 观察要点

（1）疼痛 心肌梗死疼痛与心绞痛的性质和部位很相似，在疼痛时间、范围、程度等方面须予鉴别。

（2）心电监测 持续的心电图监护，观察心电图的动态演变，判断病情的发展，确定抢救治疗方案。

（3）血清酶监测 定时抽取血标本送检，持续监测血清酶的改变，并且进行详细记录。

（4）严密观察呼吸、血压、尿量等变化，及早发现心力衰竭、心源性休克等严重并发症的先兆。

4. 护理

（1）急性期监护 在急性期，有条件时应送入冠心病监护病房（CCU）进行连续心电、血压、呼吸监测，无监护病房条件时，也应使用心电示波仪器或心电图机，定期观察心率、心律、血压、呼吸等各项生命指标。及时检出可能作为恶性心动过速先兆的任何室性期前收缩以及心室颤动或完全性房室传导阻滞、严重的窦性心动过缓、房性心律失常等，及时予以诊治。每日应检查除颤器、呼吸机、临时起搏器等仪器的功能是否良好，并置于备用状态。检查和补齐抢救物品。

（2）卧床休息　急性期需要绝对卧床休息，病情轻无并发症者，第3～4日可在床上活动，第2周可下床活动，先在床边站立，逐步过渡到在室内缓步走动。病情重者，卧床时间延长。

（3）氧气吸入　即使无并发症的急性心肌梗死，部分患者起病初就有轻中度缺氧，发生机制可能与通气-血流比例失调有关。合并充血性心力衰竭的患者常伴有严重的低氧血症。低氧血症使心肌更为缺氧，缺氧严重时心绞痛不易缓解，并且易并发心律失常。因此，急性心肌梗死发病一周内，给予常规吸氧。一般患者可用双侧鼻导管低流量持续或间歇给氧。并发严重心力衰竭或肺水肿的患者，必要时可进行气管内插管机械通气。

（4）饮食　由于患者心肌供血不足，心功能低下，心排血量减少，加上长时间卧床，胃肠蠕动减弱，消化功能低下，所以宜进低脂、低胆固醇、清淡易消化的流质或半流质饮食，避免食用辛辣食物或发酵食物，以减少便秘与腹胀。进食不宜太快及过饱，以免加重心脏负担。

（5）预防便秘　无论急性期或恢复期的患者，均可因便秘排便用力而诱发心律失常、心源性休克、心力衰竭等并发症，甚至有的因此而发生心脏破裂。排便动作包含着一些生理刺激，如血压升高、脉搏加快、心脏负荷增加及在用力排便时采用乏氏动作（即深呼吸后憋住气再用力做呼气动作等），这些刺激对急性心肌梗死患者十分不利。因此，急性心肌梗死患者应保持大便通畅，入院后常规给缓泻药；若两天无大便时需积极处理，可用中药番泻叶代茶饮或麻仁水煎服，有便秘者给开塞露或少量温盐水灌肠。排便时必须有专人看护，严密观察心电图改变。饮食中适当增加高纤维食物；避免用力排便，防止因腹内压急剧升高，反射性引起心率及冠状动脉血流量变化而发生意外。

（6）止痛　在急性心肌梗死时，胸闷或胸痛均可使交感神经兴奋，加重心肌缺氧，促使梗死范围扩大，诱发严重心律失常或心源性休克，因此迅速止痛极为重要。轻者可肌注罂粟碱30～60mg，每4～6h 1次，重者可应用吗啡2～5mg或哌替啶50～100mg静脉注射或肌注。老年患者有呼吸功能不全或休克时应慎用。也可以应用硝酸甘油5～10mg，溶解于500mL葡萄糖溶液中静脉滴注，需密切观察血压和心率以调节滴速，止痛药的应用应达到疼痛完全消失的目的，才能有效地制止梗死范围的扩展。

（7）病情观察及心电监护　当出现心绞痛突然严重发作或原有心绞痛程度加重、发作频繁增加、时间延长或服硝酸甘油无效；心前区疼痛伴恶心、呕吐、大汗、心动过缓；中老年患者出现不明原因的急性左心衰竭、休克、严重心律失常；心电图检查ST段上升或明显下降、T波高尖或倒置等情况时，应考虑急性心肌梗死。心电监护如出现室性期前收缩呈频发性、多源性、二联律或三联律、R波落在前一搏动T波上等变化，有可能发展为室性心动过速或心室颤动，应立即给予利多卡因50～100mg稀释后静脉推注，当期前收缩消失或减少时，可继续给予1～4mg/min静脉滴注维持疗效。当出现室性心动过速或心室颤动时，予紧急电除颤复律。如发现患者烦躁、脉搏细和呼吸加快、皮肤湿冷、收缩压下降至10.71kPa（80mmHg）以下、脉压＜2.66kPa（20mmHg），或原有高血压者，血压下降超过原有水平的20%以上时，应考虑低血压或休克。每小时尿量少于30mL，提示肾血流灌注不足。此外，一旦发现意识状态及体温变化、肺部感染等，均应立即与医师联系，以便及时采取有效的救治措施。

（8）重视血流动力学监测　预防泵衰竭的发生。血流动力学监测不仅能发现早期的左心功能不全，判断心功能不全的程度，鉴别低血容量性和心源性休克，而且可帮助判断预后，指导治疗。血流动力学监测的方法是用三腔带气囊的漂浮导管（Swan-Ganz导管）经静脉进入到肺动脉。在导管的心房侧孔，可测得右心房压力（中心静脉压），反映右心室充盈情况，正常值为0.39～1.18kPa。导管的端孔在气囊充气和放气时分别可测得肺毛细血管嵌顿压（肺楔压）及肺动脉压，前者能直接地反映左心室舒张早期压及肺淤血的程度。正常肺楔嵌压为0.7～1.60kPa。在距导管顶端4cm处有一个温度传感器，它通过右心房注入0℃5%葡萄糖液10mL可测得温度稀释曲线，输入有电脑装置的心排血量测定仪，可计算出心排血量和心排指数，前者正常值为4～8L/min，后者为2.4～4L/(min·m²)。急性心肌梗死时心力衰竭是以左心衰竭为主。若肺楔压＞2kPa，可选用血管扩张药硝普钠加入50mL葡萄糖液中静脉滴注，根据血流动力学的各种参数调整滴速和用量。并发休克时补充血容量或应用血管扩张药及儿茶酚胺类药物。在做血流动力学监测时，应定期用肝素稀释液冲洗，以保持导管通畅。最好用输液泵控制血管扩张药的滴速，以保证疗效和防止血压下降。

5.正确执行溶栓治疗，提高溶栓疗法的有效率

溶栓疗法能使急性心肌梗死的预后明显改观，已成为急性心肌梗死治疗中最重要的方法之一。

（1）常用的溶栓药物　目前使用的溶栓药可分为两类，一类为"纤维蛋白选择性"溶栓药，包括rt-PA（recombinant tissue-type pasminogen activator，重组组织型纤溶酶原激活药）和pro-UK（prourokinase，单链前尿激酶）；另一类为"非纤维蛋白选择性"溶栓药，包括链激酶、尿激酶（urokinase）和 AP-SA-C。

（2）冠脉内给药法　先做左室及冠脉造影，判明梗死相关冠状动脉狭窄或闭塞情况，向冠脉内注入硝酸甘油 0.2～0.5mg，2min 后重复造影，如闭塞仍存在，可排除冠状动脉痉挛。将特制的 2.5F 滴注导管推进至血栓闭塞处，15min 内注入链激酶或尿激酶 15 万 U，继以 4000U/min 速度持续滴入。输注期间每 15min 重复造影 1 次，以判明血管是否再通。血管再通后以 2000U/min 的剂量维持滴注 60min。

（3）静脉给药法　用尿激酶静滴 50 万～100 万 U，全剂量于 30～60min 内输入，剂量的调整依据患者体重及体质情况而定。注明尿激酶的生产厂名、批号及有效期。输入溶栓药后，每 2h 测激活的全血凝固时间（activated coagulation time of whole blood，ATPP）或凝血时间（Lee white 主管法），待恢复至正常值的 1.5～2 倍之间时，静滴肝素，通常 500～1000U/h，以后依据凝血时间调整剂量，使凝血时间保持在正常值的 1.5～2 倍之间，5 天后停用。输注溶栓药前，先建立可靠的静脉输液及采血通道，溶栓治疗后应避免肌内注射和反复静脉穿刺。

（4）给药护理重点　溶栓药物存放在冰箱内妥善保管，药液必须新鲜配制，严格按照给药时间、剂量用药；密切观察胸痛变化，观察皮肤、黏膜、痰、呕吐物及尿有无出血征象，如出血严重者须紧急处理；观察心电图变化，治疗开始后 2h 内每 30min 记录 12 导联心电图，之后每 1～2h 记录心电图，至用药后 12h；定时测定心肌酶，每 2～4h 测 CPK，至发病后 24h；认真观察溶栓疗法的效果，进行心电监测，心电图抬高的 ST 段在输注溶栓药后 2h 内，在任何一个 30min 期间内迅速回降≥50％；胸痛自输入溶栓药后 2h 内消失；血清 CPK 酶峰提前，在发病 14h 以内，这是再灌注后心肌酶从不可逆损伤的心肌细胞内快速冲刷入血的结果。

6. 配合经皮冠状动脉腔内成形术、确保再灌注治疗效果

7. 患者教育

（1）心理支持　患者常有恐惧、忧郁、沮丧等心理反应，应加强床边巡视，给予心理支持。

（2）饮食指导　康复期可恢复饮食，进食不宜过饱，有心功能不全者适当限制钠盐。

（3）保健指导　注意劳逸结合，根据心功能进行康复锻炼；避免诱发因素；节制饮食，禁忌烟酒；按医嘱服药；指导患者及家属掌握简要急救措施，定期复查。

（4）康复指导　有计划的康复期锻炼能使患者的体力及自我照料能力

增强，更快更好地恢复工作，更乐观、更有信心地生活，康复锻炼分以下四个阶段。

第1阶段：从监护室阶段开始，适合于临床情况稳定、无并发症的患者，康复护理内容包括自我照料（进食、修面、在护理人员帮助下使用床边便器）；严密心电图监视下做主动或被动肢体运动以减少静脉淤血及维持肌肉的张力和柔顺性。长时间卧床可引起"失调节现象"，包括体力活动能力降低，劳力引起不适当的心率反应，对变换体位的适应能力降低而引起直立性低血压，循环血容量降低，肺容量和肺活量降低，血浆蛋白浓度降低、钙和氮失衡及肌肉的收缩力降低等。还可引起血栓形成和栓塞以及情绪异常（如焦虑、忧郁）等。早期活动有助于减轻或克服这些"失调节现象"。在发现下述情况时应将运动量减低：出现胸痛和呼吸困难；心率增快超过 120 次/分；ST 段改变；出现有意义的心律失常；收缩压下降 $>2.66kPa$（20mmHg）。

第2阶段：从监护室转到普通病房后，康复护理内容包括自我照料、床旁坐椅逐渐增加次数、开始在病室内行走、体力活动与休息交替进行。避免餐后立即活动。用于识别运动量过大，超过患者耐受力的标准与上述第一阶段的标准相同。

第3阶段：康复期的锻炼指导，其目的是逐渐增加活动量，在第8周或12周可以恢复工作。患者在这一阶段可以完全自理生活，做一些简单的家务。步行是活动的重要内容，步行距离和速度应逐渐增加。在第6周末，一般患者每日可以步行 2～3km，可分 2～3 次完成。如患者没有不适反应，活动量再逐渐增加。在第三阶段结束，患者可以每小时步行 4km 而无症状。在每一次增加活动量前，必须评价患者对按照运动计划所进行活动的反应，进行心电图检查以及相当于或超过计划活动量时的心功能测试。只有检查结果表明患者对计划活动量无不良反应时才可增加活动量。通过这一阶段的锻炼，增强患者信心和体力。

第4阶段：康复护理的目的在于进一步恢复并保持患者的体力和心功能。这一阶段开始于第8或12周后，患者已恢复以前的工作或活动。可以开始更大活动量的锻炼，而在开始之前，应先做多种运动试验，制订活动计划。活动量取该患者运动试验能达到的最大心率的 75%～85%。运动开始时先"预热"，即做较轻的活动使心率慢慢升至合适的范围。运动结束时须"预冷"，即逐渐减轻活动然后停止，使血液从肢体返回中央循环。运动时间包括"预热"和"预冷"期共 30min 左右。每周 2～3 次，每次隔 1～2 天。

指导患者随时报告胸痛、呼吸困难、心悸、头晕或其他新的症状。这些症状的出现可能需要暂时中断活动或减轻活动量。

第三节　原发性高血压

一、一般表现

原发性高血压通常起病缓慢，早期常无症状，可以多年自觉良好而偶于体格检查时发现血压升高，少数患者则在发生心、脑、肾等并发症后才被发现。高血压患者可有头痛、眩晕、气急、疲劳、心悸、耳鸣等症状，但并不一定与血压水平成正比。往往是在患者得知患有高血压后才注意到。

原发性高血压初期只是在精神紧张、情绪波动后血压暂时升高，随后可恢复正常，以后血压升高逐渐趋于明显而持久，但一天之内白昼与夜间血压水平仍可有明显的差异。

原发性高血压后期的临床表现常与心、脑、肾功能不全或器官并发症有关。

二、实验室检查

1. 必备检查

为了原发性高血压的诊断、了解靶器官（主要指心、脑、肾、血管）的功能状态并指导正确选择药物治疗，必须进行下列实验室检查：血尿常规、肾功能、血尿酸、脂质、血糖、电解质、心电图、胸部 X 线和眼底检查。早期患者上述检查可无特殊异常，后期高血压患者可出现尿蛋白增多及尿常规异常，肾功能减退，胸部 X 线可见主动脉弓迂曲延长、左心室增大，心电图可见左心室肥大劳损改变。部分患者可伴有血清总胆固醇、甘油三酯、低密度脂蛋白胆固醇的增高和高密度脂蛋白胆固醇的降低，亦常有血糖或尿酸水平增高。目前认为，上述生化异常可能与原发性高血压的发病机制有一定的内在联系。

2. 眼底检查

有助于对高血压严重程度的了解，眼底分级法标准如下：Ⅰ级，视网膜动脉变细、反光增强；Ⅱ级，视网膜动脉狭窄、动静脉交叉压迫；Ⅲ级，上述血管病变基础上有眼底出血、棉絮状渗出；Ⅳ级，上述基础上出现视神经盘水肿。大多数患者仅为Ⅰ、Ⅱ级变化。

3. 动态血压监测（ABPM）

与通常血压测量不同，动态血压监测是由仪器自动定时测量血压，可每隔 15～30min 自动测压（时间间隔可调节），连续 24h 或更长。可测定白昼与夜间各时间段血压的平均值和离散度，能较敏感、客观地反映实际血压水平。

正常人血压呈明显的昼夜波动，动态血压曲线呈双峰一谷，即夜间血压最低，清晨起床活动后血压迅速升高，在上午 6～10 时及下午 4～8 时各有一高峰，继之缓慢下降。轻、中度高血压患者血压昼夜波动曲线与正常类似，但血压水平较高。早晨血压升高可伴有血儿茶酚胺浓度升高，血小板聚集增加及纤溶活性增高等变化，可能与早晨较多发生心脑血管急性事件有关。

血压变异性和血压昼夜节律与靶器官损害及预后有较密切的关系，即伴明显靶器官损害或严重高血压患者其血压的昼夜节律可消失。

目前尚无统一的动态血压正常值，但可参照采用以下正常上限标准：24h 平均血压值＜17.33/10.66kPa（130/80mmHg），白昼均值＜18/11.33kPa（135/85mmHg），夜间均值＜16.66/10kPa（125/75mmHg）。夜间血压均值比白昼降低＞10％，如降低不及 10％，可认为血压昼夜节律消失。

动态血压监测可用于：诊断"白大衣性高血压"，即在诊所内血压升高，而诊所外血压正常；判断高血压的严重程度，了解其血压变异性和血压昼夜节律；指导降压治疗和评价抗高血压药物疗效；诊断发作性高血压或低血压。

三、原发性高血压危险度的分层

原发性高血压的严重程度并不单纯与血压升高水平有关，必须结合患者总的心血管疾病危险因素及合并的靶器官损害进行全面评价，治疗目标及预后判断也必须以此为基础。心血管疾病危险因素包括吸烟、高脂血症、糖尿病、年龄＞60 岁、男性或绝经后女性、心血管疾病家族史（发病年龄女性＜65 岁，男性＜55 岁）。靶器官损害及合并的临床疾病包括心脏疾病（左心室肥大、心绞痛、心肌梗死、既往曾接受冠状动脉旁路手术、心力衰竭）、脑血管疾病（脑卒中或短暂性脑缺血发作）、肾脏疾病（蛋白尿或血肌酐升高）、周围动脉疾病、高血压视网膜病变（大于等于Ⅲ级）。危险度的分层是把血压水平及危险因素及合并的器官受损情况相结合分为低、中、高和极高危险组。治疗时不仅要考虑降压，还要考虑危险因素及靶器官损害的预防及逆转。

低度危险组：高血压1级，不伴有上列危险因素，治疗以改善生活方式为主，如6个月后无效，再给予药物治疗。

中度危险组：高血压1级伴1～2个危险因素或高血压2级不伴有或伴有不超过2个危险因素者。治疗除改善生活方式外，给予药物治疗。

高度危险组：高血压1～2级伴至少3个危险因素者，必须药物治疗。

极高危险组：高血压3级或高血压1～2级伴靶器官损害及相关的临床疾病者（包括糖尿病），必须尽快给予强化治疗。

四、临床类型

原发性高血压大多起病及进展均缓慢，病程可长达十余年至数十年，症状轻微，逐渐导致靶器官损害。但少数患者可表现为急进重危，或具特殊表现而构成不同的临床类型。

（一）高血压急症

高血压急症是指高血压患者血压显著的或急剧的升高 ［收缩压＞26.66kPa（200mmHg），舒张压＞17.33kPa（130mmHg）］，常同时伴有心、脑、肾及视网膜等靶器官功能损害的一种严重危及生命的临床综合征。舒张压＞18.67～20kPa（140～150mmHg）和（或）收缩压＞29.33kPa（220mmHg），无论有无症状，也应视为高血压急症。高血压急症包括高血压脑病、高血压危象、急进型高血压、恶性高血压、高血压合并颅内出血、急性冠状动脉功能不全、急性左心衰竭、主动脉夹层血肿以及子痫、嗜铬细胞瘤危象等。

（二）恶性高血压

1%～5%的中、重度高血压患者可发展为恶性高血压，其发病机制尚不清楚，可能与不及时治疗或治疗不当有关。病理上以肾小动脉纤维样坏死为突出特征。临床特点：①发病较急骤，多见于中青年；②血压显著升高，舒张压持续＞17.33kPa（130mmHg）；③头痛、视物模糊、眼底出血、渗出和视神经盘水肿；④肾脏损害突出，表现为持续蛋白尿、血尿及管型尿，并可伴肾功能不全；⑤进展迅速，如不给予及时治疗，预后不佳，可死于肾衰竭、脑卒中或心力衰竭。

（三）高血压危重症

1. 高血压危象

在高血压病程中，由于周围血管阻力的突然上升，血压明显升高，出现头痛、烦躁、眩晕、恶心、呕吐、心悸、气急及视物模糊等症状。伴靶器官病变者可出现心绞痛、肺水肿或高血压脑病。血压以收缩压显著升高为主，也可伴舒张压升高。发作一般历时短暂、控制血压后病情可迅速好转，但易复发。危象发作时交感神经活动亢进，血中儿茶酚胺升高。

2.高血压脑病

高血压脑病是指在高血压病程中发生急性脑血液循环障碍，引起脑水肿和颅内压增高而产生的临床征象。发生机制可能为过高的血压突破了脑血管的自身调节机制，导致脑灌注过多，液体渗入脑血管周围组织，引起脑水肿。临床表现有严重头痛、呕吐、神志改变，较轻者可仅有烦躁、意识模糊，严重者可发生抽搐、昏迷。

（四）急进型高血压

急进型高血压占高血压患者中的1%～8%，多见于年轻人，男性居多。临床特点：①收缩压、舒张压均持续升高，舒张压常持续＞17.3kPa（130mmHg），很少有波动；②症状多而明显，进行性加重，有一些患者高血压是缓慢病程，突然迅速发展，血压显著升高；③出现严重的内脏器官损害，常在1～2年内发生心、脑、肾损害和视网膜病变，出现脑卒中、心肌梗死、心力衰竭、尿毒症及视网膜病变（眼底Ⅲ级以上改变）。

（五）缓进型高血压

缓进型占95%以上，临床上又称之为良性高血压。因其起病隐匿，病情发展缓慢，病程较长，可达数十年，多见于中老年人。临床表现：①早期可无任何明显症状，仅有轻度头痛或不适，休息之后可自行缓解。偶测血压时才发现血压升高。②逐渐发展，患者表现为头痛、头晕、失眠、乏力、记忆力减退等症状，血压也随着病情发展逐步升高并趋向持续性，波动幅度也随之减小，并伴随着心、脑、肾等器官的器质性损害。

缓进型高血压由于病程长，早期症状不明显，所以患者容易忽视其治疗，思想上不重视，不能坚持服药，最终造成不可逆的器官损害，危及生命。

（六）老年人高血压

年龄超过60岁达高血压诊断标准者即为老年人高血压。临床特点：①半数以上以收缩压升高为主，即单纯收缩期高血压［收缩压≥18.66kPa（140mmHg），舒张压＜12kPa（90mmHg）］，此与老年人大动脉弹性减退、顺应性下降有关，使脉压增大。流行病资料显示，单纯收缩压升高也是心血管病致死的重要危险因素。②部分老年人高血压是由中年原发性高血压延续而来，属收缩压和舒张压均增高的混合型。③老年高血压患者心、脑、肾等器官常有不同程度损害，靶器官并发症如脑卒中、心力衰竭、心肌梗死和肾功能不全较为常见。④老年人压力感受器敏感性减退，对血压的调节功能降低，易造成血压波动及直立性低血压，尤其在使用抗高血压药治疗时要密切观察。老年人选用抗高血压药时宜选用平和、缓慢的制剂，如利尿药和长效钙拮抗药及 ACEI 等；常规给予抗凝药治疗；定期测量血压以予调整剂量。

（七）难治性高血压

难治性高血压又称顽固性或有抵抗性的高血压。临床特点：①治疗前血压≥24/15.33kPa（180/115mmHg），经过充分的、合理的、联合应用三种药物（包括利尿药），血压仍不能降至＜18.66/12kPa（140/90mmHg），则被认为是难治性高血压。②对于老年单纯收缩期高血压，如治疗前收缩压＞26.66kPa（200mmHg），经三联治疗，收缩压不能降至 22.66kPa（170mmHg）以下，或治疗前收缩压 21.33～26.66kPa（160～200mmHg），而治疗后不能降至 21.33kPa（160mmHg）以下及至少低 1.33kPa（10mmHg），亦称为难治性高血压。充分的合理的治疗应包括至少三种不同药理作用的药物，包括利尿药并加之以下两种：β 受体阻滞药、血管扩张药、钙拮抗药或血管紧张肽转化酶抑制药。应当说明的是，并不是所有严重的高血压都是难治性高血压，也不是难治性高血压都是严重高血压。

诊断难治性高血压应排除假性高血压及白大衣高血压，并排除继发性高血压，如嗜铬细胞瘤、原发性醛固酮增生症、肾血管性高血压等；中年或老年患者过去有效的治疗以后变得无效，则强烈提示肾动脉硬化及狭窄，肾动脉造影可确定诊断。肾血管再建术可能是降低血压的唯一有效方法。

难治性高血压的主要原因可能有以下几种：①患者的依从性不好，即患者没有按医生的医嘱服药，这可能是最主要的原因。依从性不好的原因可能是药物方案复杂或服药次数频繁，患者未认识到控制好血压的重要性，药物费用及不良反应等。②患者食盐量过高（＞5g/d），或继续饮酒，体重控制不理想。应特别注意来自加工食品中的盐，如咸菜、罐头、腊肉、香肠、酱油、酱制品、咸鱼、成豆制品等，应劝说患者戒烟、减肥，肥胖者减少热量摄入。③医生不愿使用利尿药或使用多种作用机制相同的药物。④药物相互作用，如阿司匹林或非甾体类抗炎药因抑制前列腺素合成而干扰血压的控制，拟交感胺类可使血压升高，麻黄碱、口服避孕药、雄激素、过多的甲状腺素、糖皮质激素等可使血压升高或加剧原先的高血压；考来烯胺散（消胆胺）可妨碍抗高血压药物经肠道吸收；三环类抗抑郁药、抗组胺药、单胺氧化酶抑制剂等可干扰胍乙啶的药理作用。

（八）儿童高血压

关于儿童高血压的诊断标准尚未统一。如 WHO 规定：13 岁以上血压正常上限为 18.66/12kPa（140/90mmHg），13 岁以下则为 18/11.33kPa（135/85mmHg）。《实用儿科学》中规定：8 岁以下舒张压＞10.66kPa（80mmHg），8 岁以上＞12kPa（90mmHg）；或收缩压＞16kPa（120mmHg）与舒张压＞10.66kPa（80mmHg）为高血压。儿童血压测量方法与成年人有所不同：①舒张压以 Korotloff 第四音为准。②根据美国心脏病协会规定，使用袖带的宽度为 1 岁以下为 2.5cm，1～4 岁5～6cm，5～8 岁 8～9cm，成人 12.5cm，否则将会低估或高估血压水平。诊断儿童高血压应十分慎重，特别是轻度高血压患儿应加强随访。一经确诊为儿童高血压后，首先除外继发性高血压。继发性高血压中最常见的病因是肾脏疾病，其次是肾动脉血栓、肾动脉狭窄、先天性肾动脉异常、主动脉缩窄、嗜铬细胞瘤等。

临床特点：①5％的患者有高血压家族史。②早期一般无明显症状，部分患者可有头痛，尤在剧烈运动时易发生。③体重肥胖者达 50％。④平素心动过速，心前区搏动明显，呈现高动力循环状态。⑤尿儿茶酚胺水平升高，尿缓激肽水平降低，血浆肾素活性轻度升高，交感神经活性增高。⑥对高血压的耐受力强，一般不引起心、肾、脑及眼底的损害。

（九）青少年高血压

青少年时期高血压的研究已越来越被人们重视。大量调查发现，青少年原发性高血压起源于儿童期，并认为青少年高血压与成人高血压及并发症有密切关系，同儿童期高血压病因相似，常见于继发性高血压，在青少年继发性高血压病例中，肾脏疾病仍然是主要的病因。大量的调查发现青少年血压与年龄有直接相关，青少年高血压诊断标准在不同时间（每次间隔三个月以上）三次测量坐位血压，收缩压和（或）舒张压高于 95 百分位以上可诊断为高血压（见表 2-1）。

表 2-1　我国青少年年龄血压 95 百分位值表

年龄/岁	男性/mmHg	女性/mmHg
1～12	128/81	119/82
13～15	133/84	124/81
16～18	136/89	127/82

（十）精神紧张性高血压

交感神经在发病中起着重要作用。交感神经活性增强可导致：①血浆容量减少，血小板聚集，因而易诱发血栓形成。②激活肾素-血管紧张肽系统，再加上儿茶酚胺的作用，引起左心室的血管肥厚，肥厚的血管更易引起血管痉挛。③副交感神经活性降低和交感神经活性增强，是易引起心律失常、心动过速的因素。④降低骨骼肌对胰岛素的敏感性，其主要机制为，在紧急情况下，交感神经活性增高引起血管收缩，导致运输至肌肉的葡萄糖减少；去甲肾上腺素刺激 β 受体也可引起胰岛素耐受，持续的交感神经活性增高还可以造成肌肉纤维类型由胰岛素耐受性慢收缩纤维转变成胰岛素耐受性快收缩纤维，这些变化可致血浆胰岛素水平升高，并促进动脉粥样硬化。

（十一）白大衣性高血压

白大衣性高血压（WCH）是指在诊疗单位内血压升高，但在诊疗单位外血压正常。有人估计，在高血压患者中，有 20％～30％为白大衣高血压，故近年来提出患者自我血压监测（HBPM）。HBPM 有下列好处：①能更全面、更准确地反映患者的血压；②没有"白大衣效应"；③提高患者服药治疗和改变生活方式的顺从性；④无观察者的偏倚现象。自测血压可使用电子血压计或水银柱血压计，亦可使用动态血压监测（ABPM）的方法进行判断。有人认为"白大衣高血压"也应予以重视，它可能是早期高血压的表现之一。我国目前的参考诊断标难为 WCH 患者诊室收缩压＞18.67kPa（140mmHg）和（或）舒张压＞12kPa（90mmHg），并且白昼动态血压收缩压＜18kPa（135mmHg），舒张压＜10.66kPa（80mmHg），这还需要经过临床的验证和评价。

"白大衣性高血压"多见于女性、年轻人、体形消瘦以及诊所血压升高、病程较短者。在这类患者中，规律性的反复出现的应激方式，例如上班工作，不会引起血压升高。ABPM 有助于诊断"白大衣性高血压"。其确切的自然史与预后还不很清楚。

（十二）应激状态

偏快的心率是处于应激状态的一个标志，心动过速是交感神经活性增高的一个可靠指标，同时也是心血管病病死率的一个独立危险因素。心率增快与血压升高、胆固醇升高、甘油三酯升高、血细胞压积升高、体重指数升高、胰岛素抵抗、血糖升高、高密度脂蛋白-胆固醇降低等密切相关。

（十三）夜间高血压

24h 动态血压监测发现部分患者的血压正常节律消失，夜间收缩压或舒张压的降低小于日间血压平均值的 10％，甚至夜间血压反高于日间血压。夜间高血压常见于某些继发性高血压（如嗜铬细胞瘤、原发性醛固酮增多症、肾性高血压）、恶性高血压和合并心肌梗死、脑卒中的原发性高血压。夜间高血压的产生机制与神经内分泌正常节律障碍、夜间上呼吸道阻塞、换气过低和睡眠觉醒等有关，其主要症状是响而不规则的打鼾、夜间呼吸暂停及日间疲乏和嗜睡。这种患者常伴有超重，易发生脑卒中、心肌梗死、心律失常和猝死。

（十四）肥胖型高血压

肥胖者易患高血压，其发病因素是多方面的，伴随的危险因素越多，则预后越差。本型高血压患者心、肾、脑、肺功能均较无肥胖者更易受损害，且合并糖尿病、高脂血症、高尿酸血症者多，患冠心病、心力衰竭、肾功能障碍者明显增加。

（十五）夜间低血压性高血压

夜间低血压性高血压是指日间为高血压（特别是老年收缩期性高血压），夜间血压过度降低，即夜间较日间血压低超过 20％。其发病机制与血压调节异常、血压节律改变有关。该型高血压易发生腔隙性脑梗死，可能与夜间脑供血不足、高凝状态有关。治疗应注意避免睡前使用抗高血压药（尤其是能使夜间血压明显降低的药物）。

五、护理评估

（一）病史

应注意询问患者有无高血压家族史，个性特征，职业、人际关系、环境中有无引发本病的应激因素，生活与饮食习惯、烟酒嗜好，有无肥胖、心脏病、肾脏病、糖尿病、高脂血症、痛风、支气管哮喘等病史及用药情况。

（二）身体状况

原发性高血压病根据起病和病情进展缓急分为缓进型和急进两类，前者多见，后者占原发性高血压病的 $1\%\sim5\%$。

1. 一般表现

缓进型原发性高血压起病隐匿，病程进展缓慢，早期多无症状，偶在体格检查时发现血压升高，少数患者在发生心、脑、肾等并发症后才被发现。高血压患者可在精神紧张、情绪激动或劳累后有头晕、头痛、眼花、耳鸣、失眠、乏力、注意力不集中等症状，但症状与血压增高程度并不一定一致。

患者血压随季节、昼夜、情绪等因素有较大波动，表现为冬季较夏季高、清晨较夜间高、激动时较平静时高等特点。体检时可听到主动脉瓣区第二心音亢进、主动脉瓣区收缩期杂音，少数患者在颈部或腹部可听到血管杂音。长期持续高血压可有左心室肥厚。

原发性高血压病早期血压仅暂时升高，去除原因和休息后可恢复，称为波动性高血压阶段。随病情进展，血压持久增高，并有脏器受损表现。

2. 并发症

并发症主要表现为心、脑、肾等重要器官发生器质性损害和功能性障碍。

（1）心脏　血压长期升高，增加了左心室的负担。左心室因代偿而心肌肥厚，继而扩张，形成高血压性心脏病。在心功能代偿期，除有劳累性心悸外，其他症状不明显。心功能失代偿时，则表现为心力衰竭。由于高血压后期可并发动脉粥样硬化，故部分患者可并发冠心病，发生心绞痛、心肌梗死。

（2）脑　重要的脑血管病变表现如下。

① 一时性（间歇性）脑血管痉挛：可使脑组织缺血，产生头痛、一时性失语、失明、肢体活动不灵或偏瘫。可持续数分钟至数日，一般在 24h 内恢复。

② 脑出血：一般在紧张的体力或脑力劳动时容易发生，例如情绪激动、搬重物等时突然发生。其临床表现因出血部位不同而异，最常见的部位在脑基底节豆状核，故常损及内囊，又称内囊出血。其主要表现为突然摔倒，迅速昏迷，头、眼转向出血病灶的同侧，出血病灶对侧的"三偏"

症状，即偏瘫、偏身感觉障碍和同侧偏盲。呼吸深沉而有鼾声，大小便失禁。瘫痪肢体开始完全弛缓，腱反射常引不出。数日后瘫痪肢体肌张力增高，反射亢进，出现病理反射。

③ 脑动脉血栓形成：多在休息睡眠时发生，常先有头晕、失语、肢体麻木等症状，然后逐渐发生偏瘫，一般无昏迷。随病情进展，可发生昏迷甚至死亡。

上述脑血管病变的表现，祖国医学统称为"中风"或"卒中"，现代医学统称为"脑血管意外"。

④ 高血压脑病：是指脑小动脉发生持久而严重的痉挛、脑循环发生急性障碍，导致脑水肿和颅内压增高，可发生于急进型或严重的缓进型高血压患者。表现为血压持续升高，常超过 26.67/16.0kPa（200/120mmHg），剧烈头痛、恶心、呕吐、眩晕、抽搐、视物模糊、意识障碍直至昏迷。发作可短至数分钟，长者可达数小时或数日。

（3）肾 长期高血压可致肾小动脉硬化，当肾功能代偿时，临床上无明显肾功能不全表现。当肾功能转入失代偿期时，可出现多尿、夜尿增多、口渴、多饮，提示肾浓缩功能减低，尿比重固定在 1.010 左右，称为等渗尿。当肾功能衰退时，可发展为尿毒症，血中肌酐、尿素氮增高。

（4）眼底视网膜血管 目前我国采用 Keith-Wegener 4 级眼底分级法。Ⅰ级，视网膜动脉变细；Ⅱ级，视网膜动脉狭窄，动脉交叉压迫；Ⅲ级，眼底出血或棉絮状渗出；Ⅳ级，视神经盘水肿。眼底的改变可反映高血压的严重程度。

3. 急进型高血压病

急进型高血压占高血压病的 1%～8%，可由缓进型突然转变而来，也可起病即为急进型。多见于青年和中年，基本的临床表现与缓进型高血压相似，但各种症状更为突出，具有病情严重、发展迅速、肾功能急剧恶化和视网膜病变（眼底出血、渗出，视神经盘水肿）等特点。血压显著增高，舒张压持续在 17.33～18.67kPa（130～140mmHg）或更高，常于数月或 1～2 年内出现严重的心、脑、肾损害，最后常为尿毒症死亡，也可死于急性脑血管疾病或心力衰竭。经治疗后，少数病情亦可转稳定。

高血压危象：是指短期内血压急剧升高的严重临床表现。它是在高血压的基础上，交感神经亢进致周围小动脉强烈痉挛，这是血压进一步升高的结果，常表现为剧烈头痛、神志改变、恶心、呕吐、心悸、呼吸困难等。收缩压可高达 34.67kPa（260mmHg），舒张压 16kPa（120mmHg）以上。

（三）实验室及其他检查

1. 尿常规检查

可阴性或有少量蛋白和红细胞，急进型高血压患者尿中常有大量蛋白、红细胞和管型，肾功能减退时尿比重降低，尿浓缩和稀释功能减退，血中肌酐和尿素氮增高。

2. X线检查

轻者主动脉迂曲延长或扩张，并发高血压性心脏病时，左心室增大，心脏至靴形样改变。

3. 超声波检查

心脏受累时，二维超声显示：早期左心室壁搏动增强，后多见室间隔肥厚，继则左心室后型肥厚；左心房轻度扩大；超声多普勒于二尖瓣上可测出舒张期血流速度减慢，舒张末期速度增快。

4. 心电图和心向量图检查

心脏受累的患者又可见左心室增厚或兼有劳损，P波可增宽或有切凹，P环振幅增大，特别终末向后电力更为明显。偶有心房颤动或其他心律失常。

5. 血浆肾素活性和血管紧张肽Ⅱ浓度测定

两者可增高，正常或降低。

6. 血浆心钠素浓度测定

心钠素浓度降低。

六、护理目标

（1）头痛减轻或消失。
（2）焦虑减轻或消失。
（3）血压维持在正常水平，未发生意外伤害。
（4）能建立良好的生活方式，合理膳食。

七、护理措施

（一）一般护理

（1）有头痛、眩晕、视物模糊等症状的患者应卧床休息，抬高床头，保证充足的睡眠。指导患者使用放松技术，如缓慢呼吸、心理训练、音乐治疗等，避免精神紧张、情绪激动和焦虑，保持情绪平稳。保持病室安静，减少声光刺激和探视，护理操作动作要轻巧并集中进行，少打扰患者。对因焦虑而影响睡眠的患者遵医嘱应用镇静药。

（2）有氧运动可降压减肥、改善脏器功能、提高活动耐力、减轻胰岛素抵抗，指导轻症患者选择适当的运动，如慢跑、健身操、骑自行车、游泳等（避免竞技性、力量型的运动），一般每周 3～5 次，每次 30～40min，出现头晕、心慌、气短、极度疲乏等症状时应立即停止运动。

（3）合理膳食，每日摄钠量不超过 6g，减少热量、胆固醇、脂肪摄入，适当增加蛋白质，多吃蔬菜、水果，摄入足量的钾、镁、钙，避免过饱，戒烟酒及刺激性的饮料，可以降低血压，减轻体重，防止高血脂和动脉硬化，防止便秘，减轻心脏负荷。

（二）病情观察与护理

（1）注意神志、血压、心率、尿量、呼吸频率等生命体征的变化，每日定时测量并记录血压。血压持续升高时，密切注意有无剧烈头痛、呕吐、心动过速、抽搐等高血压脑病和高血压危象的征象。出现上述表现时应给予氧气吸入，建立静脉通路，通知病危，准备各种抢救物品及急救药物，详细书写特别护理记录单；配合医生采取紧急抢救措施，快速降压、制止抽搐，以防脑血管疾病的发生。

（2）注意用药及观察，高血压患者服药后应注意观察服药反应，并根据病情轻重、血压的变化决定用药剂量与次数，详细做好记录。若有心、脑、肾严重并发症，则药物降压不宜过快，否则供血不足易发生危险。血压变化大时，要立即报告医师予以及时处理。要告诉患者按时服药及观察，忌乱用药或随意增减剂量与擅自停药。用抗高血压药期间要经常测量血压并做好记录，以提供治疗参考，注意起床动作要缓慢，防止直立性低血压引起摔倒。用利尿药降压时注意记出入量，排尿多的患者应注意补充含钾高的食物和饮料，如玉米面、海带、蘑菇、枣、桃、香蕉、橘子汁等。用普萘洛尔治疗时要逐渐减量、停药，避免突然停用引起心绞痛发作。

（3）患者如出现肢体麻木，活动欠灵，或言语含糊不清时，应警惕高血压并发脑血管疾病。对已有高血压心脏病者，要注意有无呼吸困难、水肿等心力衰竭表现；同时检查心率、心律，注意有无心律失常的发生。观察尿量及尿的化验变化，以发现肾脏是否受累。发现上述并发症时，要协助医生相应的治疗及做好护理工作。

（4）高血压急症时，应迅速准确按医嘱给予抗高血压药、利尿药及镇静药物，注意观察药物疗效及不良反应，严格按药物剂量调节滴速，以免血压骤降引起意外。

（5）出现脑血管意外、心力衰竭、肾衰竭者，给予相应抢救配合。

八、健康教育

（1）向患者提供有关本病的治疗知识，注意休息和睡眠，避免劳累。

（2）同患者共同讨论改变生活方式的重要性，低盐、低脂、低胆固醇、低热量饮食，禁烟、酒及刺激性饮料。肥胖者节制饮食。

（3）教会患者进行自我心理平衡调整，自我控制活动量，保持良好的情绪，掌握劳逸适度，懂得愤怒会使舒张压升高，恐惧焦虑会使收缩压升高的道理，并竭力避免之。

（4）定期、准确、及时服药，定期复查。

（5）保持排便通畅，规律的性生活。

（6）教会患者怎样测量及记录血压。让患者掌握药物的作用及不良反应，告诉患者不能突然停药。

（7）指导患者适当地进行运动，可增加患者的健康感觉和松弛紧张的情绪。推荐做渐进式的有氧运动，如散步、慢跑；也可打太极拳、练气功；避免举高重物及做等长运动（如举重、举哑铃）。

第三章

消化系统疾病患者的护理

第一节　胃炎

胃炎（gastritis）是由各种原因引起的胃黏膜的炎症，常伴有胃上皮损伤和细胞再生，是最常见的消化系统疾病之一。临床上按发病急缓和病程长短，一般将胃炎分为急性胃炎和慢性胃炎。

一、急性胃炎

急性胃炎（acute gastritis）是胃黏膜的急性炎症，起病比较急，常表现为上腹部不适等症状；内镜检查可见胃黏膜有充血、水肿、糜烂、出血等改变，甚至有一过性浅表溃疡形成。按病因和病理变化不同，急性胃炎可分为急性单纯性胃炎、急性糜烂出血性胃炎、急性腐蚀性胃炎、急性化脓性胃炎。临床上比较常见的是急性单纯性胃炎和急性糜烂出血性胃炎，急性单纯性胃炎是指主要为理化因素和感染引起的胃黏膜急性炎症；急性糜烂出血性胃炎是以胃黏膜多发性糜烂为特征的急性胃黏膜病变，常伴有胃黏膜出血和一过性浅表溃疡形成。下面以此两型进行论述。

（一）病因与临床

1. 致病因素

（1）感染　为急性单纯性胃炎的常见病因，多由进食被细菌和（或）细菌毒素污染的食物而发病。常见致病菌为沙门菌、嗜盐（微）生物、致病性大肠埃希菌以及金黄色葡萄球菌、肉毒毒素，伴肠道感染时称为急性胃肠炎。

（2）理化因素　进食过热、过冷、过于粗糙的食物、浓茶、浓咖啡、辣椒、烈酒等，服用某些药物如阿司匹林、吲哚美辛、铁剂或氯化钾口服液等，均可破坏胃黏膜屏障，造成胃黏膜损伤和炎症，引起急性单纯性或糜烂出血性胃炎。

（3）应激　严重创伤、大面积烧伤、大手术、严重的脏器病变、颅内病变、败血症等，可使胃黏膜缺血、缺氧，黏液和碳酸氢盐分泌减少，导致胃黏膜屏障破坏和 H^+ 反弥散进入黏膜，引起胃黏膜糜烂和出血。

（4）其他　精神因素、胃区放射治疗、机体变态反应等，亦可引起急性胃炎。

2. 临床表现

起病急，症状轻重不一，不同类型的急性胃炎临床表现也不同。

（1）急性单纯性胃炎　由感染因素所致者，多在进食被污染食物24h内发病。主要表现为上腹不适、疼痛、食欲减退、恶心、呕吐。由沙门菌、金黄色葡萄球菌及其毒素致病者起病更快，病情较重，多伴有水样腹泻、畏寒、发热，严重者有脱水、酸中毒或休克等。

（2）急性糜烂出血性胃炎　轻者大多无明显症状，或仅有上腹不适、腹部隐痛、腹胀、食欲减退等消化不良的表现；胃部常有少量出血，为间歇性、可自止，但也可发生大出血引起呕血和（或）黑粪。持续少量渗血可导致贫血，体检上腹部可有轻压痛。

3. 心理社会状况

因起病急，上腹部不适，伴有呕血和（或）黑粪，易使患者紧张不安。若是急性应激导致大量出血，患者及其家属常出现焦虑及恐惧等心理。

4. 实验室及其他检查

（1）血象　有细菌感染者，白细胞轻度增加；急性糜烂性胃炎出血量大者，红细胞和血红蛋白下降。

（2）粪便检查　有胃黏膜出血者粪便隐血试验阳性。

（3）细菌培养　由感染所致者呕吐物、粪便可发现致病菌。

（4）纤维胃镜检查　具有确诊意义，一般应在消化道出血发生后24～48h内进行，因为病变（尤其是非甾体抗炎药或乙醇引起者）可在短期内消失。镜下可见以弥漫分布的多发性糜烂、出血灶和浅表溃疡为特征的急性胃黏膜损害。

（二）治疗要点

（1）积极消除病因和治疗原发病。

（2）抗生素的应用　一般不需使用，细菌感染致发热和血液白细胞总数增高者，可选用吡哌酸、氨苄西林、庆大霉素、呋喃唑酮等，口服或静脉滴注。

（3）对症治疗　腹痛者可给阿托品或山莨菪碱；脱水时，注意补充水和电解质，根据情况补碱，纠正酸中毒；有呕血、黑粪时，按上消化道大量出血治疗原则采取综合性措施进行处理。

（4）其他治疗　使用 H_2 受体拮抗药、质子泵抑制药抑制胃酸分泌，或用硫糖铝和米索前列醇等保护胃黏膜。

（三）护理诊断

（1）营养失调，低于机体需要量　与食欲缺乏、消化不良、呕吐等有关。

（2）焦虑　与消化道出血有关。

（3）潜在并发症　上消化道大量出血。

（4）知识缺乏　缺乏与本病相关的病因及防治知识。

（四）护理措施

1. 一般护理

（1）休息与活动　提供安静、舒适的环境，减少活动量，急性应激引起者应卧床休息；关心、安慰患者，保证身心得以充分的松弛和休息。

（2）饮食护理　进食应定时、有规律，少食多餐，不可暴饮暴食；一般进少渣、温热、半流质饮食；如有少量出血可给予牛奶、米汤等流质饮食中和胃酸，有利于胃黏膜的修复；急性大出血或呕吐频繁时应禁食；疾病恢复期鼓励患者进食有营养、易消化的软食。

2. 病情观察

观察患者有无上腹痛、饱胀不适、恶心、呕吐和食欲缺乏等消化不良的表现。密切观察上消化道出血的征象，如有无呕血和（或）黑粪等。监测粪便隐血检查结果，以便及时发现病情变化。评估粪便检查和纤维胃镜检查结果，以便及时了解病情变化。

3. 用药护理

禁用或慎用对胃黏膜有刺激的药物，如阿司匹林、吲哚美辛等；指导患者正确服用抑制胃酸分泌和保护胃黏膜的药物；对呕吐频繁、出血量大者，应立即建立静脉通路，按医嘱输液、补充电解质，必要时输血，以保证患者的有效循环血容量。

4. 心理护理

紧张、焦虑的心理可诱发胃黏膜缺血，使病情加重，所以护理人员应向患者耐心说明有关急性胃炎的基本知识，说明只要及时治疗和有效护理，均能获得满意疗效。安慰患者，减轻患者紧张、焦虑心理，以利于疾病康复。

（五）健康指导

1. 疾病知识指导

向患者及其家属介绍有关急性胃炎的基本知识和预防方法，并根据患者的具体情况有针对性地进行指导。

2. 生活指导

避免使用对胃黏膜有刺激性的药物，如阿司匹林、吲哚美辛等，必须使用时应同时服用抑酸药；乙醇具有亲脂性和溶脂性能，能破坏胃黏膜屏障，引起上皮细胞损害、黏膜出血和糜烂，所以嗜酒者应戒酒；进食要有规律，避免过冷、过热、辛辣等刺激性食物及浓茶、咖啡等饮料；保持轻松愉快的心情。

二、慢性胃炎

慢性胃炎（chronic gastritis）是由多种原因引起的胃黏膜的慢性炎症性病变，是一种常见病，其发病率在各种胃病中居首位。男性稍多于女性，任何年龄均可发生，但随年龄增长，发病率逐渐升高。

（一）病因与临床

1. 致病因素

慢性胃炎的病因尚未阐明，主要病因有以下几方面。

（1）幽门螺杆菌（Hp）感染　目前认为 Hp 感染是慢性胃炎最主要的病因。Hp 可长期定居于胃窦黏膜小凹处及其邻近上皮表面繁衍，不易去除，Hp 可直接侵袭胃黏膜，能够分泌尿素酶，分解尿素产生 NH_3，一方面中和胃酸，另一方面损伤上皮细胞。Hp 分泌的空泡毒素蛋白可使上皮细胞损伤，细胞毒素相关基因蛋白能引起强烈的炎症反应，Hp 菌体胞壁可作为抗原导致免疫反应。

（2）自身免疫　损伤后的壁细胞可作为自身抗原刺激机体的免疫系统而产生相应的壁细胞抗体和内因子抗体，致壁细胞数量减少，胃酸分泌减少甚至缺失，以及内因子分泌丧失引起的维生素 B_{12} 吸收不良，导致恶性贫血。

（3）饮食和环境因素　如长期饮浓茶、酒、咖啡，食用过热、过冷、过于粗糙的食物，可损伤胃黏膜。流行病学研究还显示，饮食中缺乏新鲜蔬菜水果与胃黏膜萎缩关系密切。

（4）其他因素　服用非甾体抗炎药、十二指肠液反流等也可引起胃黏膜的损伤，导致慢性胃炎发生。老年人易发生慢性萎缩性胃炎，可能与胃黏膜退行性变，血供不足致营养不良、分泌功能低下，以及黏膜屏障功能减退等因素有关。一些理化因子如饮酒、刺激性饮食和生物性因子长期反复作用于胃黏膜也会使之发生炎症并持续不愈。此外，慢性右心衰竭、肝硬化门静脉高压以及尿毒症等疾病也使胃黏膜易于受损。

2. 身体状况

慢性胃炎起病缓慢，病程迁延，常反复发作，缺乏特异性症状。由幽门螺杆菌感染引起的慢性胃炎患者多数无症状；部分患者有上腹不适、腹部隐痛、腹胀、食欲减退、恶心和呕吐等消化不良的表现；少数患者可有少量上消化道出血；自身免疫性胃炎患者可出现明显厌食、体重减轻和贫血。体格检查可有上腹部轻压痛。

3. 心理社会状况

慢性胃炎因病程迁延，疗效不佳，易使患者产生烦躁、焦虑等不良情绪。少数患者因出现明显畏食、贫血、呕血、黑粪、体重减轻及害怕"癌变"而出现恐惧心理。

（二）治疗要点

治疗原则是积极祛除病因，根除幽门螺杆菌感染，对症处理，防治癌前病变。

1. 病因治疗

（1）根除幽门螺杆菌感染　目前多采用的治疗方案是以胶体铋剂或质子泵抑制药为基础加上2种抗生素的三联治疗方案。如常用奥美拉唑或枸橼酸铋钾，与阿莫西林及甲硝唑或克拉霉素3种药物联用，2周为1个疗程。治疗失败后再治疗比较困难，可换用2种抗生素，或采用胶体铋剂和质子泵抑制药合用的四联疗法。

（2）其他病因治疗　因非甾体抗炎药引起者，应立即停药并给予抑酸药或硫糖铝；因十二指肠液反流引起者，应用硫糖铝或氢氧化铝凝胶吸附胆汁；因胃动力学改变引起者，应给予多潘立酮或莫沙必利等。

2. 对症处理

有胃酸缺乏和贫血者，可用胃蛋白酶合剂等以助消化；对于上腹胀满者，可选用胃动力药、理气类中药；有恶性贫血时可肌内注射维生素 B_{12}。

3. 胃黏膜异型增生的治疗

异型增生为癌前病变，应定期随访，给予高度重视。对不典型增生者可给予维生素 C、维生素 E、β 胡萝卜素、叶酸和微量元素硒预防胃癌的发生；对已经明确的重度异型增生可手术治疗，目前多采用内镜下胃黏膜切除术。

（三）护理诊断

（1）疼痛　上腹部痛与胃黏膜的炎性病变有关。
（2）营养失调，低于机体需要量　与胃黏膜的炎性病变所致的食物摄入、吸收障碍有关。
（3）焦虑　与病程迁延不愈有关。
（4）知识缺乏　缺乏慢性胃炎的自我护理知识。
（5）潜在并发症　癌变。

（四）护理措施

1. 一般护理

（1）休息与活动　急性发作或伴有消化道出血的患者，应卧床休息，提供充足的休息时间，便于患者舒适的睡眠和放松，并满足患者的生活需求。胃炎恢复期生活要有规律，注意身心休息，劳逸结合，避免情绪紧张和过度劳累。

（2）饮食护理　①饮食原则是少量多餐，高热量、高蛋白、高维生素、易消化饮食，避免摄入过咸、过甜、过辣的刺激性食物。急性发作期患者可给予无渣、半流质的温热饮食，如患者有少量出血可给予牛奶、米汤等，以中和胃酸，促进黏膜的恢复。②胃酸低者可适当食用刺激胃酸分泌或酸性的食物，如浓肉汤、鸡汤、山楂、食醋等；胃酸高者应指导患者避免食用酸性和多脂肪食物，可进食牛奶、菜泥、面包等。③鼓励患者养成良好的饮食习惯，进食应规律，少食多餐，细嚼慢咽。④避免摄入过冷、过热、过咸、过甜、辛辣和粗糙的食物，戒除烟酒。⑤提供舒适的进餐环境，改进烹饪技巧，保持口腔清洁卫生，以促进患者的食欲。

2. 病情观察

严密观察患者腹痛的部位、性质、程度及其变化情况，观察呕吐物和粪便的颜色、量及性状，对急性腹痛者，还应观察生命体征的改变，对慢性腹痛患者应监测体重及大便隐血试验，如发现异常，尽快报告医生。

3. 对症护理

运用疼痛评估方法，评估患者是否需要止痛药或其他止痛措施。遵医嘱应用局部热敷、针灸、按摩，或止痛药物等缓解上腹部疼痛，评价止痛药的效果并观察可能出现的不良反应。如疼痛不缓解或患者主诉近期疼痛与以往有明显的变化，应及时报告医生。

4. 用药护理

遵医嘱用药，并应注意观察药物疗效及不良反应。

（1）枸橼酸铋钾　宜在餐前半小时服用，因其在酸性环境中方起作用；服药时要用吸管直接吸入，防止将牙齿、舌染黑；部分患者服药后出现便秘或黑粪，少数患者有恶心、一过性血清转氨酶升高，停药后可自行消失，极少数患者可能出现急性肾衰竭。

（2）抗菌药物　服用阿莫西林前应详细询问患者有无青霉素过敏史，用药过程中要注意观察有无过敏反应的发生；服用甲硝唑可引起恶心、呕吐等胃肠道反应及口腔金属味、舌炎、排尿困难等不良反应，宜在餐后半小时服用。

（3）多潘立酮及西沙必利　应在餐前服用，不宜与阿托品等解痉药合用。

5. 心理护理

向患者解释忧虑、焦急的情绪会诱发和加重病情，帮助患者树立信心，消除焦虑、恐惧心理，配合治疗。

（五）健康指导

（1）疾病知识指导　向患者及家属讲解病因，指导如何避免诱发因素。向患者及其家属强调饮食方式对防止疾病再发的意义，指导患者建立良好的饮食卫生习惯。还应向患者讲明嗜烟、酒的危害，建议戒除，并请家属协助患者戒除。

（2）用药指导　介绍出院后常用药物的名称、药物作用、服药的时间、方法和剂量。

（3）病情监测指导　告知患者及家属急性胃炎应及时治疗，预防复发，防止发展为慢性胃炎。慢性胃炎患者要坚持定期门诊复查。

第二节　消化性溃疡

消化性溃疡（peptic ulcer）是指发生于胃、十二指肠的慢性溃疡，因溃疡的形成与胃酸和胃蛋白酶的消化作用有关，故称消化性溃疡，其临床表现主要为慢性、周期性、节律性的上腹部疼痛。临床上十二指肠溃疡（duodenal ulcer，DU）较胃溃疡（gastric ulcer，GU）多见，两者之比为3：1。本病可见于任何年龄，十二指肠溃疡多见于青壮年，胃溃疡多见于中老年，后者发病高峰较前者约晚 10 年。男性多于女性。秋冬和冬春之交为好发季节。

一、临床表现

（一）健康史

询问患者此次发病的时间，有无明确的诱因，如饮食不当、受凉、精神刺激等。患者生活习惯如何，有无饮食无规律、暴饮暴食、喜食辛辣等刺激性食物，有无吸烟、酗酒等不良嗜好，有无经常服用非甾体抗炎药，有无糖皮质激素等药物史。家庭中有无类似患者。

（二）身体状况

1. 临床表现

（1）上腹痛　上腹痛是消化性溃疡的主要症状，多为灼热痛，也可为钝痛、胀痛或剧痛。胃溃疡疼痛在中上腹或偏左，十二指肠溃疡疼痛在中上腹或偏右。上腹痛的特点如下。

① 慢性过程：本病病程可达几年、十几年或更长时间。

② 周期性发作：发作与缓解相交替，发作时间长短不一，气候寒冷、饮食失调、精神刺激、过度疲劳等均可诱发。

③ 节律性：胃溃疡疼痛多在餐后 0.5～1h 出现，至下一餐前消失，即进食→疼痛→缓解，称为餐后痛；十二指肠溃疡多在餐后 3～4h 出现，进餐后可缓解，即疼痛→进食→缓解，故又称为空腹痛；有些患者出现夜间痛，且常常痛醒；如出现并发症，疼痛的节律性可不典型，或节律性消失。

（2）其他症状　常有上腹胀满、胃灼热、嗳气、恶心、呕吐等。

（3）体征　发作期上腹正中偏右或偏左有轻度压痛，缓解期无明显体征。

2. 并发症

（1）出血　出血是消化性溃疡最常见的并发症，主要表现为呕血与黑粪。十二指肠溃疡比胃溃疡容易发生。大量出血常引起周围循环衰竭，甚至失血性休克。

（2）穿孔　穿孔是最严重的并发症，常因饮酒、劳累或服用非甾体抗炎药诱发。急性穿孔时突发上腹剧烈疼痛，迅速蔓延至全腹，并伴恶心、呕吐，体格检查可发现腹肌紧张呈板状腹、腹部压痛及反跳痛等急性弥漫性腹膜炎的体征，肝浊音界消失，部分患者出现休克。如腹痛的节律性发生改变，出现持续性疼痛，程度也较前为重或向背部放射，可考虑为慢性穿孔。

（3）幽门梗阻　幽门梗阻主要由十二指肠溃疡或幽门管溃疡引起。溃疡活动期可因溃疡处充血、水肿、痉挛致暂时性梗阻，一旦炎症消退梗阻可解除。溃疡愈合瘢痕收缩可致持久性梗阻。由于胃排空延迟或胃潴留，出现上腹胀痛，餐后加重，大量呕吐有酸腐味的宿食。严重呕吐可导致失水、低氯低钾性碱中毒、营养不良。

（4）癌变　少数胃溃疡可发生癌变。长期胃溃疡病史，年龄在 45 岁以上，上腹痛失去规律性，症状顽固，体重明显减轻，大便隐血试验持续阳性，应怀疑是否癌变，需进一步检查。

（三）心理及社会资料

本病病程长，如不注意预防和坚持治疗，常反复发作，影响工作与生活。评估时应了解患者对本病的认识，有无焦虑、恐惧心理，患者是否有信心改变不良的饮食习惯，建立新的生活方式，家庭成员能否提供有规律的生活条件及满足患者对饮食的要求。

二、治疗要点

消化性溃疡的治疗原则是消除病因、控制症状、促进愈合、预防复发和避免并发症。

1. 药物治疗

消化性溃疡的药物治疗方法主要包括抑制胃酸分泌和保护胃黏膜两种。

（1）抑制胃酸的药物

① 抑酸药：常用氢氧化铝-镁乳合剂 15～30mL，饭后 1h 及睡前各服 1 次。

② H₂ 受体拮抗药：能阻止组胺与其 H₂ 受体相结合，使壁细胞分泌胃酸减少；常用西咪替丁 200mg，每日 3 次，饭后服用，睡前加服 400mg；4～6 周为 1 个疗程；其他药物还有雷尼替丁、法莫替丁。

③ 质子泵抑制药（PPI）：抑制壁细胞胃酸分泌最后步骤中的关键酶 H^+-K^+-ATP 酶（质子泵），从而抑制胃酸分泌，是目前作用最强的抑酸药，常用奥美拉唑 20mg，每日 1～2 次，疗程一般为 6～8 周；其他药物还有兰索拉唑、泮托拉唑等。

（2）保护胃黏膜的药物

① 硫糖铝 1.0g，每日 3～4 次，饭前服，4～6 周为 1 个疗程。

② 枸橼酸铋钾 120mg，每日 3～4 次，餐前半小时服用，睡前加服 1 次，8 周为 1 个疗程。

（3）根除幽门螺杆菌的药物　根除幽门螺杆菌不仅可促进溃疡愈合，而且可预防溃疡复发。现多采用一种胶体铋剂或一种质子泵抑制药（PPI）加两种抗生素的三联治疗方案，一种 PPI 或一种铋剂加上克拉霉素、阿莫西林、甲硝唑（或替硝唑）三种抗菌药物中的两种，组成三联疗法，疗程 1～2 周。

2. 手术治疗

消化性溃疡并发急性穿孔、器质性幽门梗阻、癌变、经内科紧急处理无效的大出血和慢性穿孔，可行手术治疗。

三、护理目标

疼痛缓解或消失；能按机体需要摄取营养物质；焦虑消除；对疾病有正确认识，能够正确进食和用药；无并发症出现，如出现能及早发现并配合处理。

四、护理措施

（一）一般护理

（1）溃疡活动期应注意休息，睡眠要充足。

（2）调理饮食

① 饮食应富营养、易消化，以面食为主，并需适量蛋白质。因面食较软、含碱性物质且易于消化，并能中和胃酸，不习惯面食者可用米粥代

替。两餐间可摄取适量牛奶。脂肪可引起胃排空减慢，胃窦部扩张而胃酸分泌增多，故应低脂饮食。

② 少量多餐，定时进餐。进餐时应细嚼慢咽。少量是指每餐不宜过饱，以免胃窦部扩张而刺激胃酸分泌。多餐可使胃内经常保持适量食物以中和胃酸。定时进餐可使胃液分泌有规律。

③ 避免辛辣、过酸、粗糙、煎炸、过冷、过热的食物及酒类、咖啡、浓茶等刺激性饮料。消化道出血者可进流质饮食，以牛奶、豆浆、米汤为宜。

（二）病情观察

观察患者腹痛的部位、性质、规律、程度及生命体征的改变，重点观察有无上消化道出血、急性穿孔、幽门梗阻和癌变等并发症，一旦发现应及时通知医生。

（三）用药护理

遵医嘱给予药物，注意定时服药，坚持用药疗程，不可过早停药。注意观察药物不良反应。

（1）抑酸药　服用片剂时宜嚼碎，乳剂宜摇匀。氢氧化铝凝胶可阻碍磷的吸收，老年人服用应警惕骨质疏松。

（2）H_2 受体拮抗药　常见不良反应有乏力、头痛、嗜睡、腹泻、中性粒细胞减少、皮疹等。如静脉给药，应缓慢注射，以防发生心律失常。用药期间，注意检测肝、肾功能并做血常规检查。

（3）奥美拉唑　不良反应少，主要是腹泻、头痛、恶心及皮疹等。

（4）硫糖铝　不良反应少，可有口干、便秘、皮疹、头晕及嗜睡等。

（5）枸橼酸铋钾　少数患者可有恶心、便秘及一过性转氨酶升高。服药期间大便可呈黑色，应向患者说明原因。

（四）疼痛护理

疼痛剧烈者应卧床休息。帮助患者去除诱发或加重疼痛的因素，了解上腹痛的规律及缓解因素，按其特点介绍缓解方法。如十二指肠溃疡呈空腹痛或夜间痛，可让患者准备能中和胃酸的食物，如饼干、蛋糕，在疼痛时食用。可服用抑酸药预防疼痛发生，亦可用热敷或针灸止痛。

（五）心理护理

消化性溃疡的发生与心理因素关系密切，故心理护理十分重要。耐心讲解本病有关知识及治疗效果，告诉患者本病是可治愈的，增强患者对治疗的信心。教会患者放松的技巧，如转移注意力、听轻音乐等。保持乐观的情绪，以消除焦虑、减轻症状、预防复发。

第三节　肝硬化

肝硬化（cirrhosis of liver）是各种慢性肝病发展的晚期阶段。其病理特点是广泛的肝细胞变性、坏死、弥漫性纤维化、再生结节和假小叶形成。肝硬化以肝功能减退和门静脉高压为主要表现，晚期常出现肝性脑病等严重并发症。肝硬化是常见病，发病高峰年龄为 35～50 岁，男性多见。

一、病因与临床

（一）病因

（1）病毒性肝炎　是我国肝硬化最常见的病因，主要为甲型、乙型、丙型和丁型肝炎病毒感染，常经过慢性肝炎阶段演变而来，故称为肝炎后肝硬化。

（2）慢性酒精中毒　长期大量饮酒，每日摄入乙醇 80g 达 10 年以上者，乙醇及其中间代谢产物（乙醛）的毒性作用，引起酒精性肝炎，继而发展为肝硬化。

（3）胆汁淤积　持续肝内胆汁淤积或肝外胆管阻塞时，可引起胆汁性肝硬化。

（4）药物或化学毒物　长期服用对肝脏有毒的药物，如利福平、甲基多巴等，或长期接触某些化学毒物，如磷、砷、四氯化碳等，可引起中毒性肝炎，最终演变为肝硬化。

（5）其他因素　循环障碍、血吸虫病、遗传、代谢性疾病、营养障碍、免疫紊乱等也可引起肝硬化。部分病例发病原因一时难以确定，称为隐源性肝硬化。

（二）身体状况

肝硬化起病隐匿，进展缓慢。临床上分为肝功能代偿期和肝功能失代偿期。

1. 肝功能代偿期

症状较轻，缺乏特异性，如乏力、食欲缺乏、厌油、恶心、呕吐、腹胀、腹泻、肝区隐痛等。上述症状多呈间歇性。体格检查可有肝大，质地较硬，有轻度压痛。脾脏亦可轻度肿大。肝功能正常或轻度异常。

2. 肝功能失代偿期

以肝功能减退和门静脉高压为主要表现。

（1）肝功能减退

① 全身表现：一般状况和营养状况差，消瘦，乏力，面色晦暗或黝黑（肝病面容），皮肤干枯粗糙，常有不规则低热和水肿。

② 消化道症状：由于门静脉高压时胃肠道淤血、消化吸收功能障碍，患者常有明显食欲缺乏、上腹饱胀、恶心、呕吐，稍进油腻肉食即可引起腹泻。半数患者因肝细胞坏死而出现黄疸。

③ 出血倾向和贫血：表现为鼻出血、牙龈出血、皮肤紫癜和胃肠道出血，这可能与肝合成凝血因子减少、脾功能亢进致血小板减少等有关。营养不良、脾功能亢进、消化吸收障碍等原因，常使患者有不同程度的贫血。

（2）门静脉高压　脾大、侧支循环建立和开放、腹水是门静脉高压的三大临床表现。

① 脾大和脾功能亢进：脾脏因淤血而肿大，继发脾功能亢进时，可有红细胞、白细胞及血小板减少。

② 侧支循环建立和开放：门静脉高压时，来自消化器官和脾的回心血液流经肝脏受阻，使门腔静脉交通支血流增加，充盈扩张，形成侧支循环。

③ 腹水：腹水是肝硬化失代偿期最突出的表现。患者感到腹胀、呼吸困难。出现大量腹水时可见腹部隆起，呈蛙状腹。叩诊有移动性浊音。

（三）心理及社会资料

肝硬化是一种慢性疾病，久治不愈，症状多变，特别是到了晚期，患者丧失了劳动能力，生活质量下降，常产生多种心理问题。评估时应注意患者有无焦虑、悲观失望情绪，患者及家属对疾病的认识程度和态度，家庭经济状况等。

（四）辅助检查

（1）血常规检查　脾功能亢进时，可有红细胞、白细胞、血小板减少。

（2）肝功能　在代偿期可正常或轻度异常，失代偿期白蛋白（A）降低、球蛋白（G）增高、A/G降低或倒置。肝细胞坏死时可有血中丙氨酸氨基转移酶（ALT）和天冬氨酸氨基转移酶（AST）升高。重症患者血清胆红素常升高，凝血酶原时间延长。

（3）腹水　一般为漏出液，并发自发性腹膜炎时，可呈渗出液。

（4）其他检查　超声显像可显示肝、脾大小，脾静脉和门静脉增宽，有腹水时可见液性暗区。X线消化道吞钡检查及纤维胃镜检查可见食管及胃底静脉曲张。腹腔镜检查可直接观察肝、脾的情况，对病变明显处进行肝穿刺做活组织检查。

二、治疗要点

本病尚无特效治疗措施，关键在于早期发现，加强病因治疗。肝功能失代偿期主要是对症治疗、改善肝功能以及防治并发症，有手术适应证者慎重手术治疗。

（一）一般治疗

肝硬化代偿期患者可服用抗纤维化的药物（如秋水仙碱）和中药，也可使用保护肝细胞药物，如还原型谷胱甘肽、维生素等，但不宜滥用护肝药物，避免应用对肝有损害的药物。肝功能失代偿期患者食欲缺乏、进食量少，且常有恶心、呕吐，应静脉输液以补充热量，病情较重者应补充氨基酸、白蛋白等，并注意维持水、电解质和酸碱平衡。

（二）腹水的治疗

（1）限制钠、水摄入　腹水患者每日摄入钠盐不超过500～800mg（氯化钠1.2～2.0g）；进水量限制在1000mL/d左右，如有显著低钠血症，则应限制在500mL以内。

（2）增加钠、水排出　利尿药是目前临床应用最广泛的治疗腹水的方法。通常应用的有保钾利尿药（如螺内酯、氨苯蝶啶）与排钾利尿药（如呋塞米、氢氯噻嗪）两种。使用利尿药要注意监测水、电解质变化；利尿药治疗剂量不宜过大，利尿速度不宜过快，以免诱发肝性脑病、肝肾综合征等。

（3）提高血浆胶体渗透压　定期输注血浆、新鲜血或白蛋白，不仅能提高血浆胶体渗透压，还能提高患者的营养状况和肝功能，增加机体抵抗力。

（4）难治性腹水治疗　难治性腹水是指经限钠、利尿药治疗达到最大剂量，腹水仍难以消退或腹水已纠正但很快复发的腹水。可选择以下方法治疗：①大量放腹水、输注白蛋白，每次放腹水4000～6000mL，也可一次放10000mL，同时静脉输注清蛋白40～60g，此方法可重复使用，治疗效果优于大剂量应用利尿药，且并发症少。②腹水浓缩回输，是治疗难治性腹水的较好方法。放出腹水5000～10000mL，通过浓缩处理（超滤或透析）成500mL，再静脉回输，从而减轻水钠潴留，但有感染的腹水不可回输。③减少腹水生成、增加去路，如胸导管-颈内静脉吻合术，可减少腹水的来源；腹腔-颈静脉引流术，可将腹水引入上腔静脉。

（三）手术治疗

经颈静脉肝内门体分流术，可有效降低门静脉压力、消除脾功能亢进；脾切除是治疗脾功能亢进的有效方式；肝移植手术是治疗晚期肝硬化和肝肾综合征的最佳方法。

三、护理诊断

（1）营养失调，低于机体需要量　与肝功能减退、门静脉高压引起食欲缺乏、消化和吸收障碍有关。

（2）体液过多　与肝功能减退、门静脉高压引起水钠潴留有关。

（3）有皮肤完整性受损的危险　与营养不良、水肿、皮肤干燥、瘙痒、长期卧床有关。

（4）焦虑　与担心疾病预后、经济负担重有关。

（5）知识缺乏　缺乏肝硬化防治的相关知识。

（6）潜在并发症　上消化道出血、肝性脑病、感染、肝肾综合征、原发性肝癌、电解质和酸碱平衡紊乱等。

四、护理措施

（一）一般护理

（1）休息与活动　应根据病情适当安排休息和活动。肝功能代偿期患者可参加轻体力工作，避免过度疲劳；肝功能失代偿期患者以卧床休息为主，可适当活动，以不感到疲劳、不加重症状为度。

（2）饮食护理　以高热量、高蛋白、高维生素、清淡易消化为原则，并根据病情及时调整。①蛋白质：是肝细胞修复和维持血浆清蛋白正常水平的重要物质基础，应保证其摄入量［1～1.5g/（kg·d）］，蛋白质来源以豆制品、鸡蛋、牛奶、鱼、鸡肉、猪瘦肉为主。血氨升高时应限制或禁食蛋白质。②避免损伤曲张静脉：食管-胃底静脉曲张者应进软食，避免粗糙和坚硬的食物，进餐时细嚼慢咽。药物应磨成粉末，以防损伤曲张的静脉导致消化道出血。

（二）病情观察

观察患者全身营养状况，有无鼻出血、牙龈出血、皮肤黏膜出血等；严格记录出入液量，定期测量腹围和体重，以了解腹水的消长情况；监测血常规、肝功能、血清电解质和酸碱度等变化；注意患者有无上消化道出血、肝性脑病、感染、水电解质和酸碱平衡紊乱等并发症的征象，一旦发现，及时通知医师，并做好协助处理工作。

（三）腹水的护理

（1）安排适宜的体位　少量腹水者尽量取平卧位、抬高下肢，以增加肝肾血流量，改善肝细胞的营养，提高肾小球滤过率；大量腹水者可取半卧位，以使膈下降，利于呼吸运动，减轻呼吸困难和心悸。

（2）控制水和钠的摄入　遵医嘱给予低盐或无盐饮食（钠＜500～800mg/d，盐＜1.2～2.0g/d），限制水分摄入（1000mL/d左右）。指导患者尽量少食高钠食物，如腌制的肉类、酱菜及罐头食品等，可根据患者用餐喜好增加食物的色、香、味，以增进食欲，增加营养。

（3）药物治疗的护理　使用利尿药时，应注意维持水、电解质和酸碱平衡，尤其是血钾水平。利尿速度不宜过快，以每周体重减轻不超过0.5kg为宜。利尿药宜早上使用，不宜晚间使用，以免影响睡眠。

（4）皮肤护理　保持皮肤清洁，沐浴时水温不宜过高，避免使用刺激性强的皂类和沐浴液，沐浴后使用性质温和的护肤品，以减轻皮肤干燥和瘙痒。皮肤瘙痒者，给予止痒处理，勿用手抓挠，防止损伤皮肤。衣服宜宽大、舒适，床铺平整、干燥，定时更换体位、按摩等，防止压疮的发生。

（5）腹腔穿刺放腹水的护理　协助医生做好术前准备，术中及术后注意监测生命体征，观察有无不适反应。一次性放腹水不可过快过多，首次不超过3000mL，以后放腹水量参见难治性腹水治疗。放腹水后立即束紧腹带，防止腹内压骤降出现腹腔脏器充血，同时注意观察患者意识变化，发现肝性脑病先兆者及早处理。

（四）心理护理

护理人员应充分理解、关心患者，并指导家属在情感和经济上给予支持，以减轻心理压力；鼓励患者树立战胜疾病的信心和勇气，保持愉快心情，积极配合治疗和护理。

第四章
内分泌及代谢疾病患者的护理

第一节　糖尿病

糖尿病可分为原发性和继发性两类。原发者简称糖尿病，其基本病理生理改变为胰岛素分泌绝对或相对不足，从而引起糖、脂肪和蛋白质代谢紊乱。临床以血糖升高、糖耐量降低、尿糖以及多尿、多饮、多食和消瘦为特点。长期血糖控制不良可并发血管、神经、眼和肾脏等慢性并发症，急性并发症中以酮症酸中毒和高渗非酮性昏迷最多见和最严重。继发性糖尿病又称症状性糖尿病，大多继发于拮抗胰岛素的内分泌疾病。

一、病因

本病病因至今未明，目前认为与下列因素有关。

（一）遗传因素

遗传因素在糖尿病发病中的重要作用较为肯定，但遗传方式不清。糖尿病患者，尤其成年发病的糖尿病患者有明显的遗传因素已在家系调查中得到证实。同卵孪生子，一个发现糖尿病，另一个发病的机会很大。

（二）病毒感染

尤以柯萨奇病毒 B、巨细胞病毒、脑膜炎病毒感染后，导致胰岛 B 细胞破坏致糖尿病。幼年发病的糖尿病患者与病毒感染致胰岛功能减退关系更为密切。

（三）自身免疫紊乱

糖尿病患者常发现同时并发其他自身免疫性疾病，如甲状腺功能亢进（甲亢）、慢性淋巴细胞性甲状腺炎等。此外，在部分糖尿病患者血清中可发现抗胰岛细胞抗体。

（四）胰高血糖素过多

胰岛细胞分泌胰高血糖素，其分泌受胰岛素和生长激素抑制因子的抑制。糖尿病患者常发现胰高血糖素水平增高，故认为糖尿病除有胰岛素相对或绝对不足外，还有胰高血糖素的分泌增多。

（五）其他因素

现代生活方式、摄入的热量过高而体力活动减少导致肥胖、紧张的生活工作节奏、社会、精神等应激增加等都与糖尿病的发病有密切的关系。

二、糖尿病的分类

（一）1型糖尿病

1型糖尿病其特征为起病较急，三多一少症状典型，有酮症倾向，体内胰岛素绝对缺乏，故必须用胰岛素治疗，多为幼年发病。多伴特异性免疫或自身免疫反应，血中抗胰岛细胞抗体阳性。

（二）2型糖尿病

2型糖尿病多为成年起病，症状不典型，病情进展缓慢。对口服抗高血糖药反应好，但后期可因胰岛B细胞功能衰竭而需胰岛素治疗。本型中有部分糖尿病患者幼年起病、肥胖、有明显遗传倾向，无需胰岛素治疗，称为幼年起病的成年型糖尿病（MODY）。2型糖尿病中体重超过理想体重的20%为肥胖型，余为非肥胖型。

（三）其他类型

1. 与营养失调有关的糖尿病（MROM型）

近年来在热带、亚热带地区发现一些糖尿病患者表现为营养不良、消瘦；需要但不完全依赖胰岛素，对胰岛素的需要量大，且不敏感，但不易发生酮症。发病年龄在10～35岁，有些病例常伴有胰腺炎，提示糖尿病为胰源性，已发现长期食用一种高碳水化合物、低蛋白的木薯与 MROM 型糖尿病有关。该型中至少存在两种典型情况。

（1）纤维结石性胰性糖尿病（FCPD）　小儿期有反复腹痛发作史，病理可见胰腺弥漫性纤维化及胰管钙化。我国已有该型病例报道。

（2）蛋白缺乏性胰性糖尿病（PDPD）　PDPD 型无反复腹痛既往史，有胰岛素抵抗性但无胰管内钙化或胰管扩张。

2. 其他类型

① 因胰腺损伤、胰腺炎、肿瘤、外伤、手术等损伤了胰岛，引起糖尿病。

② 内分泌疾病引起的糖尿病，如继发于库欣综合征、肢端肥大症、嗜铬细胞瘤、甲状腺功能亢进症等，升糖激素分泌过多。

③ 药物或化学物质损伤了胰岛 B 细胞引起糖尿病。

④ 胰岛素受体异常。

⑤ 某些遗传性综合征伴发的糖尿病。

⑥ 葡萄糖耐量异常。一般无自觉症状，多见于肥胖者。葡萄糖耐量显示血糖水平高于正常人，但低于糖尿病的诊断标准。有报道，对这部分人跟踪观察，其中 50% 最终转化为糖尿病。部分经控制饮食减轻体重，可使糖耐量恢复正常。

⑦ 妊娠期糖尿病（GDM），指妊娠期发生的糖尿病或糖耐量异常。多数患者分娩后，糖耐量可恢复正常，约 1/3 患者以后可转化为真性糖尿病。

三、临床表现

（一）代谢紊乱综合征

1. 1 型糖尿病

1 型糖尿病以青少年多见，起病急，症状有口渴、多饮、多尿、多食、善饥、乏力，组织修复力和抵抗力降低，生长发育障碍等，易发生酮症酸中毒。

2. 2 型糖尿病

40 岁以上、体形肥胖者多见。症状较轻，有些患者空腹血糖正常，仅进食后出现高血糖，尿糖阳性。部分患者饭后胰岛素分泌持续增加，3～5h 后甚至引起低血糖。在急性应激情况下，患者亦可能发生酮症酸中毒。

（二）糖尿病慢性病变

1. 心血管病变

大、中动脉硬化主要侵犯主动脉、冠状动脉、大脑动脉、肾动脉和肢体外周动脉，引起冠心病（心肌梗死）、脑血栓形成、肾动脉硬化、肢体动脉硬化等。患病年龄较轻，病情进展也较快。冠心病和脑血管意外的患病率较非糖尿病者高 2～3 倍，是近代糖尿病的主要死因。肢体外周动脉硬化常以下肢动脉病变为主，表现为下肢疼痛、感觉异常和间歇性跛行等症状，严重者可导致肢端坏疽，糖尿病患者肢端坏疽的发生率约为正常人的 70 倍，我国少见。心脏微血管病变及心肌代谢紊乱，可导致心肌广泛损害，称为糖尿病性心肌病。其主要表现为心律失常、心力衰竭、猝死。

2. 糖尿病性肾病变

糖尿病史超过 10 年者合并肾脏病变较常见，主要表现在糖尿病性微血管病变，毛细血管间肾小球硬化症，肾动脉硬化和慢性肾盂肾炎。毛细血管间肾小球硬化症表现为蛋白尿、水肿、高血压，1 型糖尿病患者约 40％死于肾衰竭。

3. 眼部病变

糖尿病患者眼部表现较多，血糖增高可使晶体和眼液（房水和玻璃体）中葡萄糖浓度也相应增高，临床表现为视物模糊、调节功能减低、近视、玻璃体混浊和白内障。最常见的是糖尿病视网膜病变。糖尿病病史超过 10～15 年，半数以上患者出现这些并发症，并可有小静脉扩张、水肿、渗出、微血管病变，严重者可导致失明。

4. 神经病变

神经病变最常见的是周围神经病变，病程在 10 年以上者 90％以上均出现。临床表现为对称性长袜形感觉异常，轻者为对称性麻木、触觉过敏、蚁行感。典型症状是针刺样或烧灼样疼痛，卧床休息时明显，活动时可稍减轻，以致患者不能安宁，触觉和痛觉在晚期减退是患者肢端易受创伤的原因。亦可有运动神经受累，出现肌张力低下、肌力减弱、肌萎缩等晚期运动神经损害的表现。自主神经损害表现为直立性低血压、瞳孔小而不规则、光反射消失、泌汗功能异常、心动过速、胃肠功能失调、胃张力降低、胃内容物滞留、便秘与腹泻交替、排尿异常、尿潴留、尿失禁、性功能减退、阳痿等。

5. 皮肤及其他病变

皮肤感染极为常见，如疖、痈、毛囊炎。真菌感染多见于足部感染、阴道炎、肛门周围脓肿。

四、实验室检查

① 空腹尿糖、餐后 2h 尿糖阳性。

② 空腹血糖＞7mmol/L，餐后 2h 血糖＞11.1mmol/L。

③ 血糖、尿糖检查不能确定糖尿病诊断时，可进行口服葡萄糖耐量试验，如糖耐量减低，又能排除非糖尿病所致的糖耐量降低的因素，则有助于糖尿病的诊断。

④ 血浆胰岛素水平：胰岛素依赖型者，空腹胰岛素水平低于正常值。

五、护理观察要点

（一）病情判断

糖尿病患者入院后首先要明确患者是属于哪一型的，是 1 型还是 2 型。病情的轻重、有无并发症，包括急性和慢性并发症。对于合并急性并发症如糖尿病酮症酸中毒、高渗非酮性昏迷等应迅速抢救，做好给氧、输液、定时检测血糖、血气分析、血电解质及尿糖、尿酮体等准备。

（二）胰岛素相对或绝对不足所致代谢紊乱症群观察

① 葡萄糖利用障碍。由于肝糖原合成降低，分解加速，糖异生增加，临床出现明显高血糖和尿糖，口渴、多饮、多尿、善饥多食症状加剧。

② 蛋白质分解代谢加速，导致负氮平衡，患者表现为体重下降、乏力，组织修复和抵抗力降低，儿童则出现发育障碍、延迟。

③ 脂肪动用增加，血游离脂肪酸浓度增高，酮体的生成超过组织排泄速度，可发展为酮症及酮症酸中毒。脂肪代谢紊乱可导致动脉粥样硬化，影响眼底动脉、脑动脉、冠状动脉、肾动脉及下肢动脉，发生相应的病变如心肌梗死、脑血栓形成、肾动脉硬化、肢端坏死等。

（三）其他糖尿病慢性病变观察

神经系统症状、视力障碍、皮肤变化，有无创伤、感染等。

（四）生化检验

尿糖、血糖、糖化血红蛋白、血脂、肝功能、肾功能、血电解质、血气分析等。

（五）糖尿病酮症酸中毒观察

1. 诱因

常见的诱因是感染、胰岛素中断或减量过多、饮食不当、外伤、手术、分娩、情绪压力、过度疲劳等，对胰岛素的需要量增加。

2. 症状

症状有烦渴、多尿、消瘦、软弱加重，逐渐出现恶心、呕吐、脱水，甚至少尿、肌肉疼痛、痉挛。亦可有不明原因的腹部疼痛，中枢神经系统有头痛、嗜睡，甚至昏迷。

3. 体征

① 脱水征：皮肤干燥，缺乏弹性；眼球下陷。
② 呼吸：呼吸深快和节律不整，呼气有酮味（烂苹果味）。
③ 循环衰竭表现：脉细速、四肢厥冷、血压下降甚至休克。
④ 各种反射迟钝、消失，嗜睡甚至昏迷。

4. 实验室改变

血糖显著升高＞16.7mmol/L，血酮增高，二氧化碳结合力降低、尿糖及尿酮体呈强阳性反应，血白细胞增高。酸中毒失代偿期血 pH＜7.35，动脉 HCO_3^- 低于 15mmol/L，剩余碱负值增大，血 K^+、Na^+、Cl^- 降低。

（六）低血糖观察

1. 常见原因

糖尿病患者过多使用胰岛素，口服抗高血糖药物，进食减少，或活动量增加而未增加食物的摄入。

2. 症状

头晕、眼花、饥饿感、软弱无力、颤抖、出冷汗、心悸、脉快，严重者出现精神、神经症状甚至昏迷。

3. 体征

面色苍白、四肢湿冷，心率加快，初期血压上升后期下降，共济失调，定向障碍甚至昏迷。

4. 实验室改变

血糖＜2.78mmol/L。

（七）高渗非酮性糖尿病昏迷的观察

1. 诱因

常见于老年糖尿病患者，常突然发作。感染、急性胃肠炎、胰腺炎、脑血管意外、严重肾脏疾患、血液透析治疗、手术及服用加重糖尿病的某些药物（如可的松、免疫抑制剂、噻嗪类利尿药），在病程早期因误诊而输入葡萄糖液、口服大量糖水、牛奶，诱发或促使病情发展恶化，出现高渗非酮性糖尿病昏迷。

2. 症状

多尿、多饮、发热、食欲减退、恶心、失水、嗜睡、幻觉、上肢震颤，最后陷入昏迷。

3. 体征

失水及休克体征。

4. 实验室改变

高血糖＞33.0mmol/L，高血浆渗透压＞330mmol/L，高钠血症＞155mmol/L 和氮质血症，血酮、尿酮阴性或轻度增高。

六、检查护理

（一）血糖

关于血糖的监测目前国内大多地区一直用静脉抽取血浆（或离心取血清）测血糖，这对于病情轻、血糖控制满意、只需数周观察一次血糖者仍是目前常用方法，但这种方法不能自我监测。近年来袖珍式快速毛细血管血糖计的应用日趋普遍，这种测定仪器体积较小，可随身携带，由患者自己操作。取手指血或耳垂血，只需一滴血滴在血糖试纸条有试剂的部分，1min 左右即可得到血糖结果。袖珍血糖计的种类很多，从操作来说大致可分两类，一类是要抹去血液的，另一类则不必抹去血液。血糖监测的频度应该根据病情而定。袖珍血糖计只要操作正确，即可反映血糖水平，但操作不符合要求，如对于要抹去血液的血糖计，血液抹得不干净、血量不足、计时不准确等可造成误差。

1. 空腹血糖

一般指过夜空腹 8h 以上，于晨 6～8 时采血测得的血糖。反映无糖负荷时体内的基础血糖水平。测定结果可受到前 1 天晚餐进食量及成分、夜间睡眠情况、情绪变化等因素的影响。故于测试前晚应避免进食过量或含油脂过高的食物，在保证睡眠及情绪稳定时检测。一般从肘静脉取血，止血带压迫时间不宜过长，应在几秒内抽出血液，以免血糖数值不准确。采血后立即送检。正常人空腹血糖为 3.8～6.1mmol/L，如空腹血糖大于7mmol/L，提示胰岛分泌能力减少 3/4。

2. 餐后 2h 血糖

指进餐后 2h 所采取的血糖。有标准餐或随意餐 2 种进餐方式。标准餐是指按统一规定的碳水化合物含量所进的饮食，如 100g 或 75g 葡萄糖或 100g 馒头等；随意餐多指患者平时常规早餐，包括早餐前、后常规服用的药物，为平常治疗效果的 1 个观察指标。均反映定量糖负荷后机体的耐受情况。正常人餐后 2h 血糖应小于 7mmol/L。

3. 即刻血糖

根据病情观察需要所选择的时间采血测定血糖，反映了所要观察时的血糖水平。

4. 口服葡萄糖耐量试验（OGTT）

观察空腹及葡萄糖负荷后各时点血糖的动态变化，了解机体对葡萄糖的利用和耐受情况，是诊断糖尿病和糖耐量减低的重要检查。①方法：空腹过夜 8h 以上，于晨 6～8 时抽血测定空腹血糖，抽血后即饮用含 75g 葡萄糖的溶液（75g 葡萄糖溶于 250～300mL、20～30℃的温开水中，3～5min 内饮完），于饮葡萄糖水后 1h、2h 分别采血测定血糖。②判断标准：成人服 75g 葡萄糖后 2h 血糖≥11.1mmol/L 可诊断为糖尿病。血糖在 7～11.1mmol/L 之间为葡萄糖耐量减低（IGT）。

要熟知本试验方法，并注意以下影响因素：①饮食因素，试验前 3 天要求饮食中含糖量每日不少于 150g。②剧烈体力活动，在服糖前剧烈体力活动可使血糖升高，服糖后剧烈活动可致低血糖反应。③精神因素，情绪剧烈变化可使血糖升高。④药物因素影响，如避孕药、普萘洛尔等应在试验前 3 天停药。此外，采血时间要准确，要及时观察患者的反应。

5. 馒头餐试验

原理同 OGTT。本试验主要是对已明确诊断的糖尿病患者，须了解其对定量糖负荷后的耐受程度时选用，也可适用于不适应口服葡萄糖液的患者。准备 100g 的馒头一个，其中含碳化合物的量约等于 75g 葡萄糖；抽取空腹血后食用，10min 内吃完，从吃第 1 口开始计算时间，分别是于食后 1h、2h 采血测定血糖。结果判断同 OGTT。

(二）尿糖

检查尿糖是诊断糖尿病最简单的方法，正常人每天仅有极少量葡萄糖从尿中排出（小于 100mg/d），一般检测方法不能测出。如果每日尿中排糖量大于 150mg，则可测出。但除葡萄糖外，果糖、乳糖或尿中一些还原性物质（如吗啡、水杨酸类、水合氯醛、氨基比林、尿酸等）都可导致尿糖阳性。尿糖含量的多少除反映血糖水平外，还受到肾糖阈的影响，故对尿糖结果的判定要综合分析。下面是临床常用的尿糖测定的方法。

1. 定性测定

定性测定为较粗糙的尿糖测定方法，依尿糖含量的高低，分为 5 个等级（表 4-1）。因检测方便，易于为患者接受。常用班氏试剂检测法：试管内滴班氏试剂 20 滴加尿液 2 滴煮沸冷却，观察尿液的颜色以判断结果。近年来尿糖试纸亦广泛应用，为患者提供了方便。根据临床需要，常用以下几种测定形式。

表 4-1　尿糖定性结果

颜色	定性	定量/(g/dL)
蓝色	0	0
绿色	+<	0.5
黄色	++	0.5~1
橘红	+++	1~2
砖红	++++	>2

2. 随机尿糖测定

随机尿糖测定常作为粗筛检查。随机留取尿液测定尿糖，其结果反映测定前末次排尿后至测定时这一段时间所排尿中的含糖量。

3. 次尿糖测定

次尿糖测定也称即刻尿糖测定。方法是准备测定前先将膀胱内原有尿液排尽，适量（200mL）饮水，30min 后再留尿测定尿糖，此结果反映了测定当时尿中含糖量，常作为了解餐前血糖水平的间接指标。常用于新入院或首次使用胰岛素的患者、糖尿病酮症酸中毒患者抢救时，可根据三餐前及睡前四次尿糖定性结果，推测患者即时血糖水平，以利随时调整胰岛素的用量。

4. 分段尿糖测定

将 1 天（24h）按三餐进食、睡眠分为 4 个阶段，测定每个阶段尿中的排糖情况及尿量，间接了解机体在三餐进餐后及夜间空腹状态下的血糖变化情况，作为调整饮食及治疗药物用量的观察指标。方法为按四段时间分别收集各阶段时间内的全部尿液，测量各段尿量并记录，分别留取四段尿标本 10mL 测定尿糖。第 1 段，早餐后至午餐前（上午 7～11 时）；第 2 段，午餐后至晚餐前（上午 11 时～下午 5 时）；第 3 段，晚餐后至睡前（下午 5 时～晚上 10 时）；第 4 段，入睡后至次日早餐前（晚上 10 时～次日上午 7 时）。

5. 尿糖定量测定

尿糖定量测定指单位时间内排出尿糖的定量测定。通常计算 24h 尿的排糖量。此项检查是对糖尿病患者病情及治疗效果观察的一个重要指标。方法如下：留取 24h 全部尿液收集于一个储尿器内，测量总量并记录，留取 10mL 送检，余尿弃之。或从已留取的四段尿标本中用滴管依各段尿量按比例（50mL 取 1 滴）吸取尿液，混匀送检即可。经葡糖氧化酶法测定每 100mL 尿液中含糖量，结果乘以全天尿量（毫升数），再除以 100，即为检查日 24h 排糖总量。

七、饮食治疗护理

饮食治疗是糖尿病治疗中最基本的措施。通过饮食控制，减轻胰岛 B 细胞负担，以求恢复或部分恢复胰岛的分泌功能，对于老年肥胖者饮食治疗常常是主要或单一的治疗方法。

（一）饮食细算法

1. 计算出患者的理想体重

身高（cm）－105＝体重（kg）

2. 饮食总热量的估计

根据理想体重和工作性质，估计每日所需总热量。

儿童、孕妇、乳母、营养不良及消瘦者、伴有消耗性疾病者应酌情增加；肥胖者酌减，使患者体重逐渐下降到正常体重±5％左右。

3. 食物中糖、蛋白质、脂肪的分配比例

蛋白质按成人每日每千克体重 1～1.5g 计算，脂肪约每日每千克体重 0.6～1g，从总热量中减去蛋白质和脂肪所供热量，余则为糖所提供的热量。概括来说：糖类占饮食总热量的 50％～60％，蛋白质占 12％～15％，脂肪约占 30％。但近来有实验证明，在总热量不变的情况下，增加糖类供热量的比例，即糖类占热量的 60％～65％，对糖尿病的控制有利。此

外，在糖类食物中，以高纤维碳水化合物更为有利。

4. 热量分布

三餐热量分布约 1/5、2/5、2/5 或 1/3、1/3、1/3，亦可按饮食习惯和病情予以调整，如可以分为四餐等。

（二）饮食粗算法

（1）肥胖患者　每日主食 4～6 两（200～300g），副食中蛋白质 30～60g，脂肪 25g。

（2）体重在正常范围者　轻体力劳动每日主食 250～400g，重体力劳动者，每日主食 400～500g。

（三）注意事项

（1）首先向患者阐明饮食治疗的目的和要求，使患者自觉遵守医嘱按规定进食。

（2）应严格定时进食，对于使用胰岛素治疗的患者，尤应注意。如因故不能进食，餐前应暂停注射胰岛素，注射胰岛素后，要定时进食。

（3）除三餐主食外，糖尿病患者不宜食用糖和糕点等甜食。水果含糖量多，病情控制不好时应禁止食用；病情控制较好，可少量食用。医护人员应劝说患者亲友不送其他食物，并要检查每次进餐情况，核对数量是否符合要求，患者是否按量进食。

（4）患者选择甜食时，一般食用糖精或木糖醇或其他代糖品。

（5）控制饮食的关键在于控制总热量。在治疗开始，患者会因饮食控制而出现易饥的感觉，此时可增加蔬菜、豆制品等副食。在蔬菜中碳水化合物含量少于 5% 的有南瓜、青蒜、小白菜、油菜、菠菜、西红柿、冬瓜、黄瓜、芹菜、大白菜、茄子、卷心菜、茭白、韭菜、丝瓜、倭瓜等。豆制品含碳水化合物为 1%～3% 的有豆浆、豆腐，含 4%～6% 的有豆腐干等均可食用。

（6）在总热量不变的原则下，凡增加一种食物应同时相应减去其他食物，以保证平衡。指导患者熟悉并灵活掌握食品热量交换表。

（7）定期测量体重，一般每周 1 次。定期监测血糖、尿糖变化，观察饮食控制效果。

（8）当患者腹泻或饮食锐减时，要警惕腹泻诱发的糖尿病急性并发症，同时也应注意有无电解质失衡，必要时给予输液以免过度脱水。

八、运动疗法护理

（一）运动的目的

运动能促进血液循环中的葡萄糖与游离脂肪酸的利用，降低血糖、甘油三酯，增加人体对胰岛素的敏感性，使胰岛素与受体的结合率增加。尤其对肥胖的糖尿病患者，运动既可减轻体重，降低血糖、血压，又能改善机体的异常代谢状况，改善血液循环与肌肉张力，增强体力，同时还能减轻患者的压力和紧张心理。

（二）运动方式

最好做有氧运动，如散步、跑步、骑自行车、做广播操、游泳、爬山、打太极拳、打羽毛球、滑冰、划船等。其中步行安全简便，容易坚持，可作为首选的锻炼方式，如每天坚持步行 30min，1 年内可减轻体重 4kg。

（三）运动时间的选择

2 型糖尿病患者运动时肌肉利用葡萄糖增多、血糖明显下降，但不易出现低血糖。因此，2 型糖尿病患者什么时候进行运动无严格限制。1 型糖尿病患者在餐后 0.5～1.5h 运动较为合适，可帮助控制血糖水平。

（四）注意事项

（1）在运动前，首先请医生评估糖尿病的控制情况，有无增殖性视网膜病变、肾病和心血管病变。有微血管病变的糖尿病患者，在运动时最大心率应限制在同年龄正常人最大心率的 80%～85%，晚期病变者，应限于快步走路或轻体力活动。

（2）采用适中的运动量，逐渐增加，循序渐进。

（3）不在胰岛素作用高峰时间运动，以免发生低血糖。

（4）运动肢体注射胰岛素，可使胰岛素吸收加快，应予注意。

（5）注意运动诱发的迟发性低血糖，可在运动停止后数小时发生。

（6）制定运动计划，持之以恒，不要随便中断，但要避免过度运动，反而使病情加重。

九、口服抗高血糖药物治疗护理

口服抗高血糖药主要有磺脲类和双胍类，是治疗大多数 2 型糖尿病的有效药物。

（一）磺脲类

磺脲类包括甲苯磺丁脲片（D860）、格列苯脲（优降糖）、格列齐特（达美康）、格列吡嗪（美吡哒）、格列美脲（亚莫利）、格列喹酮（糖适平）等。

1. 作用机制

主要是刺激胰岛 B 细胞释放胰岛素，还可以减少肝糖原输出，增加周围组织对糖的利用。

2. 适应证与禁忌证

只适用于胰岛 B 细胞有分泌胰岛素功能者：①轻、中度 2 型糖尿病患者。②单纯饮食治疗无效的 2 型糖尿病患者。③1 型和重度糖尿病、有酮症史或出现严重的并发症以及肝、肾疾患和对磺脲类药物过敏者均不宜使用。

3. 服药观察事项

（1）磺脲类药物，尤其是格列苯脲（优降糖），用药剂量过大时，可发生低血糖反应，甚至低血糖昏迷，如果患者伴有肝、肾功能不全或同时服用一些可以延长磺脲类药物作用时间的药物，如普萘洛尔、苯妥英钠、水杨酸制剂等都可能促进低血糖反应出现。

（2）胃肠道反应，如恶心、厌食、腹泻等。出现这些不良反应时，服用抑酸药可以使症状减轻。

（3）出现较少的不良反应如过敏反应，表现为皮肤红斑、荨麻疹。

（4）发生粒细胞减少、血小板减少、全血细胞减少和溶血性贫血。这些症状常出现在用药 6～8 周后，出现这些症状或不良反应时，应及时停药和予以相应处理。

（二）双胍类

常用药物有二甲双胍（降糖片），苯乙双胍（降糖灵）现已少用。

1. 作用机制

双胍类抗高血糖药可增加外周组织对葡萄糖的利用，减少糖原异生，使肝糖原输出下降，也可通过抑制肠道吸收葡萄糖、氨基酸、脂肪、胆固醇来发挥作用。

2. 适应证

（1）主要用于治疗 2 型糖尿病经饮食控制失败者。

（2）肥胖需减重但又难控制饮食者。

（3）1型用胰岛素后血糖不稳定者可加服二甲双胍。

（4）已试用磺脲类药物或已加用运动治疗失效时。

3. 禁忌证

（1）凡肝肾功能不好、低血容量等用此药物易引发乳酸性酸中毒。

（2）1型糖尿病患者不能单用此药。

（3）有严重糖尿病并发症。

4. 服药观察事项

服用本药易发生胃肠道反应，因有效剂量与发生不良反应剂量很接近，常见胃肠症状有厌食、恶心、呕吐、腹胀、腹泻等；多发生在用药1～2天内，易致体重下降，故消瘦者慎用。双胍类药物可抑制维生素 B_{12} 吸收，导致维生素 B_{12} 缺乏；可引起乳酸性酸中毒；长期服用可致嗜睡、头昏、倦怠、乏力。

十、胰岛素治疗护理

胰岛素能加速糖利用，抑制糖原异生以降低血糖，并改善脂肪和蛋白质代谢，目前使用的胰岛素制剂是从家畜（牛、猪）或鱼的胰腺制取，现已有人工基因重组合成的人胰岛素，如生物合成人胰岛素注射液（诺和灵）、精蛋白锌重组人胰岛素混合注射液（优泌林等）。因胰岛素是一种蛋白质，口服后易被消化酶破坏而失效，故需用注射给药。

（一）适应证

①1型糖尿病患者。②重型消瘦型。③糖尿病急性并发症或有严重心、肾、眼并发症。④饮食控制或口服抗高血糖药不能控制病情时。⑤外科大手术前后。⑥妊娠期、分娩期。

（二）制剂类型

可分为速（短）效、中效和长效三种。三种均可经皮下或肌内注射，仅短效胰岛素可作静脉注射用。

（三）注意事项

（1）胰岛素的保存　长效及中效胰岛素在5℃可放置3年效价不变，而普通胰岛素（RI）在5℃放置3个月后效价稍减。一般而言，中效及长效胰岛素比 RI 稳定。胰岛素在使用时放在室温中1个月效价不会改变。

胰岛素不能冰冻，温度太低可使胰岛素变性。在使用前应注意观察，如发现有异样或结成小粒的情况应弃之不用。

（2）注射胰岛素剂量需准确　用 1mL 注射器抽吸。要注意剂量换算，有的胰岛素 1mL 内含 40U，也有含 80U、100U 的，必须分清，注意不要把"U"误认为"mL"。

（3）使用时注意胰岛素的有效期　一般各种胰岛素出厂后有效期多为 1～2 年，过期胰岛素影响效价。

（4）用具和消毒　1mL 玻璃注射器及针头用高压蒸汽消毒最理想，在家庭中可采用 75% 乙醇浸泡法，每周用水煮沸 15min。现多采用一次性注射器、笔式胰岛素注射器等。

（5）混合胰岛素的抽吸　普通胰岛素（RI）和鱼精蛋白锌胰岛素（PZI）同时注射时要先抽 RI 后抽 PZI 并充分混匀，因为 RI 是酸性，其溶液不含酸碱缓冲液，而 PZI 则含缓冲液，若先抽 PZI 则可能使 RI 因 pH 改变而变性，反之，如果把小量 RI 混至 PZI 中，因 PZI 有缓冲液，对 pH 的影响不大。另外，RI 与 PZI 混合后，在混合液中 RI 的含量减少，而 PZI 含量增加，这是因为 PZI 里面所含鱼精蛋白锌只有一部分和胰岛素结合，一部分没有结合，当 RI 与其混合后，没有结合的一部分能和加入的 RI 结合，使其变成 PZI。

（6）注射部位的选择与轮替　胰岛素通常采用皮下注射法，宜选择皮肤疏松部位，如上臂三角肌、臀大肌、股部、腹部等，若患者自己注射以股部和腹部最方便。注射部位要有计划地轮替进行（如左肩→右肩→左股→右股→左臀→右臀→腹部→左肩），针眼之间应间隔 1.5～2cm，1 周内不要在同一部位注射 2 次。以免形成局部硬结，影响药物的吸收及疗效。

（7）经常运动的部位会造成胰岛素吸收太快，应避免注射。吸收速度依注射部位而定，如普通胰岛素（RI）注射于三角肌吸收速度快于大腿前侧，大腿、腹部注射又快于臀部。

（8）餐前 15～30min 注射胰岛素，严格要求患者按时就餐，注射时间与进餐时间要密切配合好，防止低血糖反应的发生。

（9）各种原因引起的食欲减退、进食量少或因胃肠道疾病呕吐、腹泻，而未及时减少胰岛素用量，都可引起低血糖，因此注射前要注意患者的病情变化，询问进食情况，如有异常，及时报告医师做相应处理。

（10）如从动物胰岛素改换成人胰岛素，则应减少剂量，大约减少 1/4 剂量。

（四）不良反应观察

1.低血糖反应

低血糖反应是最常见的不良反应，其表现有饥饿、头晕、软弱、心悸、出汗、脉速等，重者晕厥、昏迷、癫痫等，轻者进食饼干、糖水，重者静注 50％葡萄糖 20～40mL。

2.过敏反应

极少数人有，如荨麻疹、血管神经性水肿、紫癜等。可用抗组织胺类药物，重者需调换胰岛素剂型，或采用脱敏疗法。

3.胰岛素性水肿

胰岛素性水肿多发生在糖尿病控制不良、糖代谢显著失调经胰岛素治疗迅速得到控制时出现。表现为下肢轻度水肿直至全身性水肿，可自然消退。处理方法主要为给予患者低盐饮食、限制水的摄入，必要时给予利尿药。

4.局部反应

注射部位红肿、发痒、硬结、皮下脂肪萎缩等，多见于小儿与青年。预防可采用高纯度胰岛素制剂，注射部位轮替、胰岛素深部注射法。

十一、慢性并发症的护理

（一）感染的预防护理

糖尿病患者因代谢紊乱，机体抵抗力下降，易发生各种感染，因此，需采取以下护理措施。

（1）加强皮肤护理　因高血糖及 B 族维生素代谢紊乱，可致皮肤干燥、发痒；在酮症酸中毒时酮体自汗腺排出可刺激皮肤而致瘙痒。故须勤沐浴，以减轻刺痒，避免因皮肤抓伤而引起感染，皮肤干燥者可涂擦羊毛脂保护。

（2）女性患者因尿糖刺激，外阴常瘙痒，必须每晚用温水清洗，尿后可用 4％硼酸液冲洗。

（3）对皮肤感觉障碍者，应避免任何刺激。避免用热水袋保暖，防止烫伤。

（4）每晚用温水泡脚，水温不宜过热，防止烫伤。穿宽松柔软鞋袜，修剪趾甲勿损伤皮肤，以免发生感染，形成糖尿病足。

（5）保持口腔卫生，坚持早晚刷牙，饭后漱口，酮症酸中毒患者口腔有烂苹果味，必须加强口腔护理。

（6）嘱患者预防呼吸系统感染，及时增减衣服，注意保暖，已有感染时，应及时治疗，以免并发肺炎。

（7）根据细菌感染的病变部位，进行针对性观察护理。如尿道感染时，要注意有无排尿困难、尿少、尿频、尿痛等症状，注意尿液标本的收集，保持外阴部清洁；皮肤化脓感染时进行清洁换药。

（二）糖尿病肾脏病变护理

除积极控制高血糖外，主要是限制患者活动，给予低盐高蛋白饮食，对应用激素的患者，注意观察用药效果和不良反应。一旦出现肾衰竭，则需限制蛋白摄入量。由于肾衰竭，胰岛素灭活减弱，一些应用胰岛素治疗的患者，常因胰岛素未能及时调整而产生低血糖反应，甚至低血糖昏迷。

（三）神经病变的护理

（1）密切观察病情，及早控制血糖，以减轻或预防神经病变。

（2）对于因周围神经损害而剧烈疼痛者除用止痛药及大量维生素 B_1 外，要进行局部按摩和理疗，以改善血液循环。对于那些痛觉异常过敏，不能接触皮肤，甚至接触被服亦难忍受者，要注意室内保暖，用支撑架支撑被褥，以避免接触引起剧痛，并注意安慰患者，解除其烦恼。教会患者每天检查足部，预防糖尿病足的发生。

（3）如出现五更泻或膀胱收缩无力等自主神经症状，要注意勤换内裤、被褥，做好肛周清洁护理，防止损伤肛周皮肤。

（4）对膀胱收缩无力者，鼓励患者定时自行解小便和按压下腹部尽量排出残余尿，并要训练患者白天每 2～3h 排尿一次，以弥补排尿感缺乏造成的不足。尿潴留明显须导尿时应严格无菌技术操作，采用闭式引流，每日用 1：5000 呋喃西林液冲洗膀胱，病情允许时尽早拔尿管。

（5）脑神经损害者，依不同病变部位采取不同的措施，如面神经损害影响眼睛不能闭合时，应注意保护眼睛，定期涂眼膏、戴眼罩。第Ⅸ、Ⅹ对脑神经损害导致进食困难者，应鼻饲流质饮食、维持营养，并防止吸入性肺炎、口腔炎及化脓性腮腺炎的发生。

（四）糖尿病足的护理

1. 原因

因糖尿病引起神经功能缺损及循环障碍，引起下肢及足部缺血、疼痛、麻木、感觉异常。40 岁以上糖尿病患者或糖尿病病史 10 年以上者，糖尿病足的发病率明显增高。

2. 糖尿病足的危险信号

（1）吸烟者，因为吸烟可使循环障碍加重。

（2）末梢神经感觉丧失及末梢动脉搏动减弱或消失者。

（3）足畸形，如高足弓爪形趾者。

（4）有足部溃疡或截肢史者。

3. 护理措施

（1）每日查足部是否有水疱、裂口、擦伤以及其他异常改变。如发现有皮肤发红、肿胀或脓肿等感染征象时，应立即到医院治疗。

（2）每日晚上用温水（低于 40℃）及软皂洗足，用柔软而吸水性强的毛巾，轻柔地将脚擦干。然后用羊毛脂或植物油涂抹并按摩足部皮肤，以保护皮肤的柔软性，防止干燥。

（3）如为汗脚者，可放少许滑石粉于趾间、鞋里及袜中。

（4）勿赤足行走，以免足部受伤。

（5）严禁用强烈的消毒药物如碘酒等，避免使用侵蚀性药物抹擦鸡眼和胼胝。

（6）为防止烫伤足，禁用热水袋、电热毯及其他热源温暖足部。可通过多穿袜子、穿护脚套等保暖。但不要有松紧带，以免妨碍血液循环。

（7）足部变形者应选择质地柔软、透气性好，鞋头宽大的运动鞋或软底布鞋。

（8）每日做小腿和足部运动，以改善血液循环。

（9）若趾甲干脆，可用 1‰硼砂温水浸泡半小时，以软化趾甲。

（10）指导患者每天检查并按摩双脚，注意足部皮肤颜色、完整性、表面温度及感染征象等。

十二、急性并发症抢救护理

（一）酮症酸中毒的护理

（1）按糖尿病及昏迷护理常规。

（2）密切观察体温、脉搏、呼吸、血压、神志以及全身症状，尤其要注意呼吸的气味，深度和频度的改变。

（3）留好标本提供诊治依据　尽快留取好血糖、钾、钠、氯、CO_2 结合力，肾功能、动脉血气分析、尿酮体等标本，及时送检。切勿在输液肢体抽取血标本，以免影响化验结果。

（4）患者入院后立即建立两条静脉通道，一条通道用以输入胰岛素，另一条通道主要用于大量补液及输入抗生素和碱性液体、电解质，以维持水电解质及酸碱平衡。

（5）采用小剂量胰岛素疗法，按胰岛素 4～10U/h，如 24U 胰岛素加入 1000mL 生理盐水中静滴，调整好输液速度 250mL/h，70 滴/min 左右，最好使用输液泵调节。

（6）禁食，待神志清醒后改为糖尿病半流或普食。

（7）做好基础护理，预防皮肤、口腔、肺部及尿路感染等并发症。

（二）低血糖的护理

（1）首先了解胰岛素治疗情况，根据低血糖临床表现做出正确判断（与低血糖昏迷鉴别）。

（2）立即测定血糖浓度。

（3）休息与补糖　低血糖发作时卧床休息，轻者食用少量馒头、饼干等食物，重者（血糖低于 2.7mmol/L）立即口服或静注 50％葡萄糖 40～60mL。

（4）心理护理　对神志清楚者，给予安慰，嘱其勿紧张，主动配合治疗。

（三）高渗非酮性昏迷的护理

（1）按糖尿病及昏迷护理常规。

（2）严密观察患者神志、精神、体温、脉搏、呼吸、血压、瞳孔等变化。

（3）入院后立即采集血糖、乳酸、CO_2 结合力、血 pH、K^+、Na^+、Cl^- 及血、尿渗透压标本送检，并注意观察其结果，及时提供诊断治疗依据。

（4）立即建立静脉通道，做好补液护理，补液内容应依据所测得的血生化指标参数，正确选择输液种类。无血压下降者遵医嘱静脉滴注低渗盐水（0.45％～0.6％），输入时速度宜慢，慎防发生静脉内溶血及血压下降，注意观察血压、血钠、血糖情况。小剂量应用胰岛素，在血糖稳步下降的同时，严密观察患者有无低血糖的症状，一旦发现及时与医师联系进行处理。补钾时，注意液体勿渗出血管外，以免血管周围组织坏死。

（5）按昏迷护理常规，做好基础护理。

第二节　甲状腺功能亢进症

甲状腺功能亢进症（简称甲亢）是由多种病因引起的甲状腺激素分泌过多的常见内分泌疾病。

一、病因

甲状腺功能亢进症的病因及发病机制目前得到公认的主要与以下因素有关。

（一）自身免疫性疾病

已发现多种甲状腺自身抗体，包括有刺激性抗体和破坏性抗体，其中最重要的抗体是 TSH 受体抗体（TRAb）。TRAb 在本病患者血清阳性检出率 90％左右。该抗体具有加强甲状腺细胞功能的作用。

（二）遗传因素

可见同一家族中多人患病，甚至连续几代患病。同卵双胞胎日后患病率高达 50％。本病患者家族成员患病率明显高于普通人群。有研究表明本病有明显的易感基因存在。

（三）精神因素

精神因素可能是本病的重要诱发因素。

二、临床表现

（一）高代谢症群

怕热、多汗、体重下降、疲乏无力、皮肤温暖湿润、可有低热（体温＜38℃），碳水化合物、蛋白质及脂肪代谢异常。

（二）神经系统

神经过敏、烦躁多虑、多言多动、失眠、多梦、思想不集中。少数患者表现为寡言抑郁、神情淡漠、舌平伸及手举细震颤、腱反射活跃、反射时间缩短。

（三）心血管系统

心悸及心动过速，常达 100～120 次/min，休息与睡眠时心率仍快，收缩压增高，舒张压降低，脉压差增大，严重者发生甲亢性心脏病：①心律失常，最常见的是心房纤颤。②心肌肥厚或心脏扩大。③心力衰竭。

（四）消化系统

食欲亢进，大便次数增多或腹泻，肝脏受损，重者出现黄疸，少数患者（以老年人多见）表现厌食，病程长者表现为恶病质。

（五）运动系统

慢性甲亢性肌病、急性甲亢性肌病、甲亢性周期性四肢麻痹、骨质稀疏。

（六）生殖系统

女性月经紊乱或闭经、不孕；男性性功能减退、乳房发育、阳痿及不育。

（七）内分泌系统

甲亢可以影响许多内分泌腺体，其中垂体-性腺异常和垂体-肾上腺异常较明显。前者表现性功能和性激素异常，后者表现色素轻度沉着和血促肾上腺皮质激素（ACTH）及皮质醇异常。

（八）造血系统

部分患者伴有贫血，其原因主要是铁利用障碍和维生素 B_{12} 缺乏。部分患者有白细胞和血小板减少，其原因可能是自身免疫破坏。

（九）甲状腺肿大

甲状腺肿大常呈弥漫性，质较柔软、光滑，少数为结节性肿大，质较硬，可触及震颤和血管杂音（表 4-2）。

表 4-2　甲状腺肿大临床分度体征

分度	体征
I	甲状腺触诊可发现肿大，但视诊不明显
II	视诊即可发现肿大
III	甲状腺明显肿大，其外界超过胸锁乳突肌外缘

（十）突眼多为双侧性

1. 非浸润性突眼（称良性突眼）

主要由于交感神经兴奋性增高影响眼睑和睑外肌，突眼度小于18mm，可出现下列眼征。

（1）凝视征　睑裂增宽，呈凝视或惊恐状。

（2）瞬目减少征　瞬目少。

（3）上睑挛缩征　上睑挛缩，而下视时，上睑不能随眼球同时下降，致使上方巩膜外露。

（4）辐辏无能征　双眼球内聚力减弱。

2. 浸润性突眼（称恶性突眼）

突眼度常大于19mm，患者有畏光、流泪、复视、视物模糊、结膜充血水肿、灼痛、刺痛、角膜暴露，易发生溃疡，重者可失明。

三、实验室检查

（一）反映甲状腺激素水平的检查

1. 血清 TT_3（总 T_3）、TT_4（总 T_4）测定

95％～98％的甲亢患者 TT_3、TT_4 增高，以 TT_3 增高更为明显。少数患者只有 TT_3 增高，TT_4 则在正常范围。

2. 血清 FT_3（游离 T_3）、FT_4（游离 T_4）测定

FT_3、FT_4 是有生物活性的部分。诊断优于 TT_3、TT_4 测定。

3. 基础代谢率测定

基础代谢率测定＞＋15％。

（二）反映垂体-甲状腺轴功能的检查

（1）血促甲状腺素（TSH）测定　血中甲状腺激素水平增高可以抑制垂体 TSH 的分泌，因此，甲亢患者血清 TSH 水平降低。

（2）甲状腺片抑制试验有助于诊断。

（三）鉴别甲亢类型的检查

（1）甲状腺吸^{131}I率　摄取率增高、高峰前移，且不被甲状腺激素抑制试验所抑制。

（2）甲状腺微粒体抗体（TMAb）、甲状腺球蛋白抗体（TGAb）　桥本甲状腺炎伴甲亢患者 TGAb、TMAb 可以明显增高。

（3）甲状腺扫描　对伴有结节的甲亢患者有一定的鉴别诊断价值。

四、护理观察要点

（一）病情判断

以下情况出现提示病情严重。

（1）甲亢患者在感染或其他诱因下，可能会诱发甲亢危象，在甲亢危象前，临床常有一些征兆：①出现精神意识异常，如突然表现为烦躁或嗜睡。②体温升高，超过 39℃。③出现恶心、呕吐或腹泻等胃肠道症状。④心率在原有基础上增加至 120 次/min 以上，应密切观察，警惕甲亢危象的发生。

（2）甲亢患者合并有甲亢性心脏病，提示病情严重，表现为心律失常、心动过速或出现心力衰竭。

（3）患者合并甲亢性肌病，其中危害最大的是急性甲亢肌病，严重者可因呼吸肌受累致死。

（4）恶性突眼患者有眼内异物感、怕光流泪、灼痛、充血水肿常因不能闭合导致失明，会给患者带来很大痛苦，在护理工作中要细心照料。

（二）对一般甲亢患者观察要点

（1）体温、脉搏、心率（律）、呼吸改变。

（2）每日饮水量、食欲与进食量、尿量及液体量出入平衡情况。

（3）出汗、皮肤状况、大便次数、有无腹泻、脱水症状。

（4）体重变化。

（5）突眼症状改变。

（6）甲状腺肿大情况。

（7）精神、神经、肌肉症状　失眠、情绪不安、神经质、指震颤、肌无力、肌力消失等改变。

五、具体护理措施

（一）一般护理

（1）休息　①因患者常有乏力、易疲劳等症状，故需充分的休息、避免疲劳，且休息可使机体代谢率降低。②重症甲亢及甲亢合并心功能不全、心律失常，低钾血症等必须卧床休息。③病区要保持安静，室温稍低、色调和谐，避免患者精神刺激或过度兴奋，使患者得到充分休息和睡眠。

（2）为满足机体代谢亢进的需要，给予高热量、高蛋白、高维生素饮食，并多给饮料以补充出汗等所丢失的水分，忌饮浓茶、咖啡等兴奋性饮料，禁用刺激性食物。

（3）由于代谢亢进、产热过多、皮肤潮热多汗，应加强皮肤护理。定期沐浴，勤更换内衣，尤其对多汗者要注意观察，在高热盛暑期，更要防止中暑。

（二）心理护理

（1）甲亢是与神经、精神因素有关的内分泌系统心身疾病，必须注意对躯体治疗的同时进行精神治疗。

（2）患者常有神经过敏、多虑、易激动、失眠、思想不集中、烦躁易怒，严重时可有抑郁或躁狂等，任何不良刺激均可使症状加重，故医护人员应耐心、温和、体贴，建立良好的护患关系，解除患者焦虑和紧张心理，增强治愈疾病的信心。

（3）指导患者自我调节，采取自我催眠、放松训练、自我暗示等方法来恢复已丧失平衡的身心调节能力，必要时辅以镇静、安眠药。同时医护人员给予精神疏导、心理支持等综合措施，促进甲亢患者早日康复。

六、检查护理

（一）基础代谢率测定（BMR）护理

（1）测试前晚必须睡眠充足，过度紧张、易醒、失眠者可服用小剂量镇静药。

（2）试验前晚 8 时起禁食，要求测试安排在清晨初醒卧床安静状态下测脉率与脉压，采用公式：BMR（%）＝（脉率＋脉压）－111 进行计算。可作为治疗效果的评估。

（二）摄^{131}I率测定护理

甲状腺具有摄取和浓集血液中无机碘作为甲状腺激素合成的原料，一般摄碘高低与甲状腺激素合成和释放功能相平行，临床由此了解甲状腺功能。

1. 方法

检查前日晚餐后不再进食，检查日空腹 8 时服^{131}I 2μCi，服后 2h、4h、24h 测定其摄^{131}I 放射活性值，然后计算摄^{131}I 率。

2. 临床意义

正常人 2h 摄^{131}I 率<15%，4h<25%，24h<45%，摄碘高峰在 24h，甲亢患者摄碘率增高，高峰前移。

3. 注意事项

做此试验前，必须禁用下列食物和药品：①含碘较高的海产食品，如鱼虾、海带、紫菜；含碘中药，如海藻、昆布等，应停服 1 个月以上。②碘剂、溴剂及其他卤族药物，亦应停用 1 个月以上。③甲状腺制剂（甲状腺片）应停服 1 个月。④硫脲类药物，应停用 2 周。⑤如用含碘造影剂，至少要 3 个月后才进行此项检查。

（三）甲状腺片（或 T₃）抑制试验

正常人口服甲状腺制剂可抑制垂体前叶分泌 TSH，因而使摄碘率下降。甲亢患者因下丘脑-垂体-甲状腺轴功能紊乱，服甲状腺制剂后，摄碘率不被抑制。亦可用于估计甲亢患者经药物长期治疗结束后，其复发的可能性。

1. 方法

（1）服药前 1 天做^{131}I 摄取率测定。

（2）口服甲状腺制剂，如甲状腺片 40mg，每日 3 次，共服 2 周；或 T₃ 20μg，每日 3 次，共服 7 天。

（3）服药后再做^{131}I 摄取率测定。

2. 临床意义

单纯性甲状腺肿和正常人^{131}I 抑制率大于 50%，甲亢患者抑制率小于 50%。

3. 注意事项

（1）一般注意事项同摄^{131}I 试验。

（2）老年人或冠心病者不宜做此试验。

（3）服甲状腺制剂过程中要注意观察药物反应，如有明显高代谢不良反应应停止进行。

（四）血 T₄（甲状腺素）和 T₃（三碘甲腺原氨酸）测定

两者均为甲状腺激素，T₃、T₄ 测定是目前反映甲状腺功能比较敏感而又简便的方法，检查结果不受血中碘浓度的影响。由于 T₃、T₄ 与血中球蛋白结合，故球蛋白高低对测定结果有影响。一般 TT₃、TT₄、FT₃、

FT_4、TSH 共五项指标，采静脉血 4mL 送检即可，不受饮食影响。

七、治疗护理

甲亢发病机制未完全明确，虽有少部病例可自行缓解，但多数病例呈进行性发展，如不及时治疗可诱发甲亢危象和其他并发症。治疗目的是切除、破坏甲状腺组织或抑制甲状腺激素的合成和分泌，使循环中甲状腺激素维持在生理水平；控制高代谢症状，防治并发症。常用治疗方法有药物治疗、手术次全切除甲状腺、放射性碘治疗三种方法。

（一）抗甲状腺药物

常用硫脲类衍生物如甲硫咪唑（他巴唑）、甲基（或丙基）硫氧嘧啶。主要作用是阻碍甲状腺激素的合成，对已合成的甲状腺激素不起作用。适用于病情较轻、甲状腺肿大不明显、甲状腺无结节的患者。用药剂量按病情轻重区别对待，治疗过程常分三个阶段。

1. 症状控制阶段

症状控制阶段需 2～3 个月。

2. 减量阶段

症状基本消失，心率 80 次/min 左右，体重增加，T_3、T_4 接近正常，即转为减量期，此期一般用原药量的 2/3 量，需服药 3～6 个月。

3. 维持阶段

一般用原量的 1/3 量以下，常需 6～12 个月。

4. 用药观察

药物治疗不良反应常有：①白细胞减少，甚至粒细胞缺乏，多发生于用药 3～8 周，故需每周复查白细胞（WBC）1 次，如 $WBC < 4 \times 10^9/L$ 需加升白细胞药，如 $WBC < 3 \times 10^9/L$，应立即停药，如有咽痛、发热等应立即报告医师，必要时应予以保护性隔离，防止感染，并用升白细胞药。②药物疹，可给抗组胺药物，无效可更换抗甲状腺药物。③突眼症状可能加重。④部分患者可出现肝功能损害。

（二）普萘洛尔

为 β 受体阻滞药，对拟交感胺和甲状腺激素相互作用所致自主神经不稳定和高代谢症状的控制均有帮助，可改善心悸、多汗、震颤等症状，为治疗甲亢的常用辅助药。有支气管哮喘史者禁用此药。

（三）甲状腺制剂

甲亢患者应用此类药物，主要是为了稳定下丘脑-垂体-甲状腺轴的功能，防止或治疗药物性甲状腺功能减退，控制突眼症状。

（四）手术治疗

1. 适应证

（1）明显甲状腺肿大。

（2）结节性甲状腺肿大。

（3）药物治疗复发，或药物过敏。

（4）无放射性碘治疗条件，又不能用药治疗。

2. 禁忌证

恶性突眼、青春期、老年心脏病、未经药物充分准备。

3. 术后护理

密切观察有无并发症发生，观察有无局部出血、伤口感染、喉上或喉返神经损伤，甲状旁腺受损出现低钙性抽搐或甲亢危象等。

（五）放射性同位素碘治疗

1. 适应证

（1）中度的弥漫性甲亢，年龄 30 岁以上。

（2）抗甲状腺药物治疗无效或不能坚持用药。

（3）有心脏病和肝肾疾病不宜手术治疗者。

2. 禁忌证

（1）妊娠期、哺乳期。

（2）年龄 30 岁以下。

（3）WBC 计数低于 $3 \times 10^9 / L$ 者。

3. 护理要点

（1）服 [131]I 后不宜用手按压甲状腺，要注意观察服药后反应，警惕可能发生的甲亢危象症状。

（2）服药后 2h 勿吃固体食物，以防呕吐而丧失 [131]I。

（3）鼓励患者多饮水（2000～3000mL/d）至少 2～3 天，以稀释尿液，排出体外。

（4）服药后 24h 内避免咳嗽及吐痰，以免 [131]I 流失。

（5）服^{131}I后一般要3~4周才见效，此期应卧床休息，如高代谢症状明显者，宜加用普萘洛尔，不宜加抗甲状腺药物。

（6）部分患者可暂时出现放射治疗反应，如头昏、乏力、恶心、食欲减退等，一般很快消除。

（7）如在治疗后（3~6个月）出现甲状腺功能减退（甲减）症状，给予甲状腺激素替代治疗。

八、并发症护理

（一）甲亢合并突眼

（1）对严重突眼者应加强思想工作，多关心体贴，帮助其树立治疗的信心，避免烦躁焦虑。

（2）配合全身治疗，给予低盐饮食，限制进水量。

（3）加强眼部护理，对于眼睑不能闭合者必须注意保护角膜和结膜，经常滴眼药水，防止干燥、外伤及感染，外出戴墨镜或用眼罩以避免强光、风沙及灰尘的刺激。睡眠时头部抬高，以减轻眼部肿胀，涂抗生素眼膏，并戴眼罩。结膜发生充血水肿时，用0.5%醋酸可的松滴眼，并加用冷敷。

（4）突眼异常严重者，应配合医师做好手术前准备，做眶内减压术，球后注射透明质酸酶，以溶解眶内组织的黏多糖类，减低眶内压力。

（二）甲亢性肌病

甲亢性肌病患者常表现为肌无力、轻度肌萎缩、周期性瘫痪。要注意观察病情，尤其是重症肌无力或急性甲亢性肌病患者，有时病情发展迅速出现呼吸肌麻痹，一旦发现，要立即通知医师，并注意保持呼吸道通畅，及时清除口腔内分泌物，给氧，必要时行气管切开。

对吞咽困难及失语者，要注意解除思想顾虑，给予流质或半流质饮食，维持必要的营养素、热量供应，可采用鼻饲或静脉高营养。

（三）甲亢危象

甲亢危象是甲亢患者的致命并发症，来势凶猛，病死率高。其诱因主要为感染、外科手术或术前准备不充足、应激、药物治疗不充分或间断等，导致大量甲状腺激素释放入血液中，引起机体反应和代谢率极度增高所致。其治疗原则是迅速降低血中甲状腺激素的浓度，控制感染，降温等对症处理。其护理要点为主要有以下几点。

（1）严密观察病情变化　注意血压、脉搏，呼吸、心率的改变，观察神志、精神状态、腹泻、呕吐、脱水状况的改善情况。

（2）安静 嘱患者绝对卧床休息，安排在光线较暗的单人房间内。加强精神护理，解除患者精神紧张，患者处于兴奋状态，烦躁不安时可适当给予镇静药，如地西泮 5～10mg。

（3）迅速进行物理降温 头戴冰帽、大血管处放置冰袋，必要时可采用人工冬眠。

（4）备好各种抢救药品、器材。

（5）建立静脉给药途径，按医嘱应用下列药物 ①丙硫氧嘧啶 600mg（或甲硫咪唑 60mg）口服，以抑制甲状腺激素合成。不能口服者可鼻饲灌入。②碘化钠 0.5～1g 加入 10％葡萄糖液内静滴，以阻止甲状腺激素释放入血，亦可用复方碘溶液 30～60 滴口服。③降低周围组织对甲状腺激素的反应，常用普萘洛尔 20mg，4h 1 次；或肌注利血平 1mg，每日 2 次。④拮抗甲状腺激素，应用氢化可的松 200～300mg 静脉滴入。

（6）给予高热量饮食，鼓励患者多饮水，饮水量每日不少于 2000～3000mL，昏迷者给予鼻饲饮食。注意水电解质平衡。有感染者应用有效抗生素。

（7）呼吸困难、发绀者给予半卧位、吸氧（2～4L/min）。

（8）对谵妄、躁动者注意安全护理，可用床挡，防止坠床。

（9）昏迷者防止吸入性肺炎，防止各种并发症。

第三节 甲状腺功能减退症

甲状腺功能减退症（hypothyroidism）简称甲减，系由多种原因引起的甲状腺激素（TH）合成、分泌减少或生物效应不足导致的以全身新陈代谢率降低为特征的内分泌疾病。本病如始于胎儿、婴儿，则称克汀病或呆小症。始于性发育前儿童，称幼年型甲减，严重者称幼年黏液性水肿。成年发病则称甲减，严重时称黏液性水肿。按病变部位分为甲状腺性、垂体性、下丘脑性和受体性甲减。

一、病因

（1）自身免疫性疾病 最常见的是自身免疫性甲状腺炎，包括桥本甲状腺炎、萎缩性甲状腺炎等。

（2）甲状腺破坏 包括甲状腺手术、放射性碘治疗、颈部放疗等。

（3）药物　如治疗甲状腺功能亢进症的硫脲类药物，治疗肝炎的干扰素，某些治疗精神疾病的药物等。

（4）垂体性　相对少见，如垂体肿瘤、淋巴细胞性垂体炎、垂体手术、垂体放疗等。

（5）碘缺乏或过量　碘是合成甲状腺激素的原料，碘缺乏或过量都可能引起甲状腺功能减退。

（6）先天性疾病　如先天性甲状腺缺如等。

二、临床表现

甲减临床表现以代谢率减低和交感神经兴奋性降低为主，轻者多无特异性症状。根据病情严重程度，可出现不同程度的畏寒、乏力；少汗，皮肤干燥、粗糙，脱皮屑，手掌、脚掌皮肤变黄，皮肤温度低，头发稀疏；关节疼痛，颜面和（或）眼睑水肿；心率减慢；表情呆滞，反应迟钝，情绪低落，记忆力减退；女性可有月经紊乱或月经过多、不孕等。重者可发生黏液性水肿昏迷，多见于老年患者，表现为嗜睡、木僵、皮肤苍白、体温降低、心动过缓、呼吸和心力衰竭等，甚至昏迷。

三、实验室检查

（1）血清 TSH 增高，FT_4/TT_4 降低，考虑为原发性临床甲减。

（2）血清 TSH 增高，FT_4/TT_4 正常，考虑为原发性亚临床甲减。

（3）血清 TSH 正常或降低，FT_4/TT_4 降低，考虑为中枢性甲减。

四、治疗

1. 一般治疗

药物治疗为补充左甲状腺素（$L\text{-}T_4$），可能需终身服药，服药时间取决于引起甲减的病因。另外，碘缺乏地区患者需补充足量的碘，以纠正碘缺乏；贫血者可补充铁剂、维生素 B_{12} 和叶酸等。

2. 危重症治疗

（1）去除诱发疾病加重的原因，如感染等。

（2）补充甲状腺激素，首选静脉注射甲状腺激素。

（3）保持呼吸道通畅。

（4）补液，对症支持治疗。

五、护理目标

（1）维持理想体重。

（2）促进正常排便。

（3）增进自我照顾能力。

（4）维护患者的安全。

（5）预防并发症。

六、护理措施

（一）给予心理疏导及支持

（1）多与患者谈心，交流患者感兴趣的话题。

（2）鼓励患者参加娱乐活动，调动参加活动的积极性。

（3）安排患者听轻松、愉快的音乐，使其心情愉快。

（4）嘱患者家属多探视、关心患者，使患者感到温暖和关怀，以增强其自信心。

（5）给患者安排社交活动的时间，以减轻其孤独感。

（二）合理营养与饮食

（1）进食高蛋白、低热量、低钠饮食。

（2）注意食物的色、味、香，以促进患者的食欲。

（3）鼓励患者少量多餐，注意选择适宜的进食环境。

（三）养成正常的排便习惯

（1）鼓励患者多活动，以刺激肠蠕动、促进排便。

（2）食物中注意膳食纤维的补充（如蔬菜、糙米等）。

（3）指导患者进行腹部按摩，以增加肠蠕动。

（4）遵医嘱给予缓泻剂。

（四）提高自我照顾能力

（1）鼓励患者由简单完成到逐渐增加活动量。

（2）协助督促完成患者的生活护理。

（3）让患者参与活动，并提高活动的兴趣。

（4）提供安全的场所，避免碰、撞伤的发生。

（五）预防黏液性水肿昏迷（甲减性危象）

（1）密切观察甲减性危象的症状　①严重的黏液水肿。②低血压。③脉搏减慢，呼吸减弱。④体温过低（<35℃）。⑤电解质紊乱，血钠低。

⑥痉挛，昏迷。

（2）避免过多的刺激　如寒冷、感染、创伤。

（3）谨慎地使用药物　避免镇静安眠药使用过量。

（4）甲减性危象的护理　①定时进行动脉血气分析。②注意保暖，但不宜做加温处理。③详细记录出入水量。④遵医嘱给予甲状腺激素及糖皮质激素。

第四节　皮质醇增多症

皮质醇增多症又称库欣（Cushing）综合征，是由于多种原因使肾上腺皮质分泌过盛的糖皮质激素所引起的综合征。主要表现为向心性肥胖、多血质貌、皮肤紫纹、高血压等。

一、病因

肾上腺皮质通常是在 ACTH 作用下分泌皮质醇，当皮质醇超过生理水平时，就反馈抑制 ACTH 的释放。本病的发生表明皮质醇或 ACTH 分泌调节失衡或肾上腺无须 ACTH 作用就能自行分泌皮质醇或是皮质醇对 ACTH 分泌不能发挥正常的抑制作用。

（一）原发性肾上腺皮质病变——原发于肾上腺的肿瘤

其中皮质腺瘤约占 20%，皮质腺癌约占 5%，其生长与分泌不受 ACTH 控制。

（二）垂体瘤或下丘脑-垂体功能紊乱

继发于下丘脑-垂体病者可引起肾上腺皮质增生型皮质醇增多症（约占 70%）。

（三）异源 ACTH 综合征

由垂体以外的癌瘤产生类 ACTH 活性物质，少数可能产生类促肾上腺皮质激素释放因子（CRF）样物质，刺激肾上腺皮质增生，分泌过多的皮质类固醇。多见于肺燕麦细胞癌（约占 50%），其次是胸腺癌与胰腺癌（约占 10%）。

（四）医源性糖皮质激素增多症

由于长期大量应用糖皮质激素治疗所致。

二、临床表现

（一）体形改变

因脂肪代谢障碍造成头、颈、躯干肥胖，即水牛背；尤其是面部，由于两侧颊部脂肪堆积，造成脸部轮廓呈圆形，即满月脸；嘴唇前突微开，前齿外露，多血质面容，四肢消瘦为临床诊断提供线索。

（二）蛋白质分解过多

表现皮肤变薄，真皮弹力纤维断裂出现紫纹，肌肉消瘦，乏力，骨质疏松，容易发生骨折。

（三）水钠潴留

患者表现高血压、足踝部水肿。

（四）性腺功能障碍

表现多毛、痤疮，女性月经减少或停经或出现胡须、喉结增大等，男性可出现性欲减退、阴茎缩小、睾丸变软等。

（五）抵抗力降低

患者易发生真菌及细菌感染，甚至出现菌血症、败血症。

（六）精神障碍

患者常有不同程度的情绪变化，如烦躁、失眠，个别患者可发生偏执狂。

三、检查

（一）生化检查

（1）尿 17-羟皮质类固醇（17-OHCS）＞20mg/24h。
（2）小剂量地塞米松抑制试验不能被抑制。
（3）尿游离皮质醇＞110μg/24h。
（4）血浆皮质醇增高，节律消失。

（5）低血钾性碱中毒。

（二）肾上腺病变部位检查

腹膜后充气造影、肾上腺同位素扫描、B超或CT扫描等。

（三）蝶鞍部位检查

X线蝶鞍正侧位片或断层CT扫描，如发现蝶鞍扩大，骨质破坏，说明垂体有占位性病变。

四、护理

（一）观察要点

（1）病情判断　皮质醇增多症的临床表现如前所述，但由于病因不同，可有不同表现，应仔细观察，以提供临床诊断依据。肾上腺肿瘤所致的皮质醇增多症没有色素沉着，而垂体性皮质醇增多症和异源ACTH综合征由于血浆ACTH高，皮肤色素加深，且以异源ACTH综合征更为明显。肾上腺恶性肿瘤多见于儿童，并且多有性征改变。异源ACTH综合征由恶性肿瘤所致，消瘦、水肿明显，并且有严重低血钾性碱中毒。

（2）观察体形异常状态的改变。

（3）观察心率，有无高血压及心脑缺血表现。

（4）观察有无发热等各种感染症状。

（5）观察皮肤、肌肉、骨骼状态　皮肤干燥、皮下出血、痤疮、创伤化脓、四肢末梢发绀、水肿、多毛、肌力低下、乏力、疲劳感、骨质疏松与病理性骨折等。

（6）观察尿量、尿液性状改变　有无血尿、蛋白尿、尿糖。

（7）观察有无失眠、烦躁不安、抑郁、兴奋、精神异常等表现。

（8）有无电解质紊乱和糖尿病等症状。

（9）有无月经异常、性功能改变等。

（二）检查的护理

皮质醇增多症的确诊、病理分类及定位诊断依赖于实验室检查。有没有皮质醇增多症存在，是什么原因引起，在做治疗之前，都需要检查清楚。

（1）筛选试验　检查有无肾上腺皮质分泌的异常，方法有：①24h尿

17-OHCS、17-KS、游离皮质醇测定。②血浆皮质醇测定。③皮质醇分泌节律检查，正常皮质醇分泌呈昼夜节律性改变，清晨高，午夜低。检查时可分别于 8 时、16 时、24 时抽血测皮质醇。皮质醇增多症患者不但分泌量改变，而且节律消失，下午血皮质醇浓度等于或高于清晨血皮质醇浓度。皮质醇节律消失是该病的早期表现。④小剂量地塞米松抑制试验，服地塞米松 0.5mg，6h 1 次，共 48h，皮质醇增多症患者不受小剂量地塞米松抑制。

（2）定性试验　为了进一步鉴别肾上腺皮质为增生或肿瘤，可行大剂量地塞米松抑制试验。将地塞米松增加至 2mg，方法同小剂量法。对肾上腺皮质增生者至少可抑制 50％以上，而肾上腺肿瘤或异源 ACTH 综合征呈阴性结果。

（3）其他　头颅、胸、肾的 X 线、CT、MRI 检查，血生化指标等。

在这些检查中，除了保证方法和收集标本正确外，试验药物的服用时间、剂量的准确是试验成败的关键，护理人员一定要按量、按时投送药物并看患者服下全部药物，如有呕吐，要补足剂量。

（三）预防感染

（1）患者由于全身抵抗力下降，易引起细菌或真菌感染，但感染症状不明显。因此，对患者的日常生活要进行卫生指导。

（2）早期发现感染症状，如出现咽痛、发热以及尿路感染等症状，及时报告医师，及时处理。

（四）观察精神症状、防止发生意外

（1）患者多表现为精神不安、抑郁状态、失眠或兴奋状态。失眠往往是精神症状的早期表现，应予重视。护理人员需特别注意抑郁状态之后企图自杀者，患者身边不宜放置危险物品。

（2）患者情绪不稳定时，避免讲刺激性的言语，要耐心倾听其谈话。

（3）要理解患者由于肥胖等原因引起容貌、体态的变化而产生的苦闷，多给予解释、安慰。

（五）饮食护理

（1）给予高蛋白、高维生素、低钠、高钾饮食。

（2）患者每餐进食不宜过多或过少，宜均匀进餐，指导患者采用正确摄取营养平衡的饮食。

（3）并发糖尿病者，应按糖尿病饮食要求限制主食摄入量。

（六）防止外伤、骨折

（1）患者容易发生肋骨、脊柱自发性骨折，如有骨质疏松、肌力低下，容易挫伤、骨折，应关心患者日常活动的安全，防止受伤。

（2）本病患者皮肤菲薄，易发生皮下瘀斑，注射、抽血后按压针眼时间宜长，嘱患者要穿着柔软的睡衣，不要系紧腰带；勿用力搓澡，防止碰伤。

（3）嘱患者在疲劳、倦怠时，不要勉强参加劳动，活动范围与运动量也应有所限制。

（七）治疗护理

1. 病因治疗

对已查明的垂体或肾上腺腺瘤或腺癌给予手术和（或）放射治疗，去除病因。异位分泌 ACTH 的肿瘤亦争取定位，行手术和（或）放射治疗。

2. 抑制糖皮质激素合成的药物

抑制糖皮质激素合成的药物适用于存在严重代谢紊乱（低血钾、高血糖、骨质疏松）患者做术前准备。对不能手术治疗的异位分泌 ACTH 肿瘤患者行姑息性治疗。服药剂量宜由小至大，注意药物不良反应，多于饭后服用，以减少胃肠道反应。

3. 并发症的预防与护理

皮质醇增多症如果不予治疗，患者可于数年内死于感染、高血压或自杀，所以对于本病应争取早期诊断、早期治疗，防止并发症、预防感染和外伤，控制高血压及糖尿病；更应注意精神护理，防止自杀。

（八）心理护理

（1）绝大多数患者呈向心性肥胖、满月脸、水牛背等改变，心理上不愿承受这一现实，医护人员切勿当面议论其外表。

（2）手术是治疗本病的重要手段，患者往往对手术有顾虑而焦躁不安、情绪低落、不思饮食，有的患者因手术费用高、担心预后等也可引起情绪的改变，针对以上心理状态，医护人员应向其讲解手术治疗的效果、手术成功事例及术前注意事项，以消除其顾虑，树立战胜疾病的信心。

第五章

神经外科疾病患者的护理

第一节　颅内压增高患者的护理

　　颅内压增高是神经外科常见临床病理综合征，是颅脑损伤、脑肿瘤、脑出血、脑积水和颅内炎症等疾病引起颅腔内容物体积增加，导致颅内压持续在 1.96kPa（200mmH₂O）以上，并发头痛、呕吐、视神经盘水肿等相应的综合征时，称为颅内压增高。严重者可因意识丧失、呼吸抑制等脑疝综合征而死亡。

一、病因与发病机制

（一）病因

　　（1）颅内占位性病变　如颅内肿瘤、血肿、脓肿等，使颅内空间相对变小。

　　（2）脑积水　交通性或非交通性的脑积水造成脑脊液过多，是形成颅内压增高的原因。

　　（3）脑水肿　脑组织损伤、炎症、缺血缺氧及中毒，可引起严重脑水肿，致颅内压增高。

　　（4）脑循环血量的异常　血液中 $PaCO_2$ 上升，脑血管扩张，脑循环血量增多，导致颅内压增高。

　　（5）先天畸形　如颅底凹陷征、狭颅征，使颅腔容积变小。

　　（6）大片凹陷性骨折　使颅腔变小。

（二）发病机制

1.影响颅内压增高的因素

　　（1）年龄　婴幼儿及小儿的颅缝未闭合或尚未牢固融合，或老年人由于脑萎缩，使颅内的代偿空间增多，均可使颅腔的代偿能力增加，从而缓和或延迟了病情的进展。

（2）病变的进展速度　Langlitt 1965 年用狗做颅腔内容物的体积与颅内压之间关系的实验，得出颅内压力与体积之间的关系是指数关系，两者之间的关系可以说明一些临床现象，如当颅内占位性病变时，随着病变的缓慢增长，可以长期不出现颅内压增高症状，一旦由于代偿功能失调，颅内压急剧上升，则病情将迅速发展，往往在短期内即出现颅内高压危象或脑疝。

（3）病变部位　在颅脑中线或颅后窝的占位性病变，容易阻塞脑脊液循环通路导致颅内压增高症状；颅内大静脉窦附近的占位性病变，由于早期即可压迫静脉窦，引起颅内静脉血液的回流或脑脊液的吸收障碍，使颅内压增高症状亦可早期出现。

（4）伴发脑水肿的程度　脑寄生虫病、脑脓肿、脑结核、脑肉芽肿等由于炎症性反应均可伴有明显的脑水肿，早期即可出现颅内压增高的症状。

（5）全身系统性疾病　其他系统的严重病变如尿毒症、肝性脑病、毒血症、肺部感染、酸碱平衡失调等均可引起继发性脑水肿致颅内压增高。高热也可加重颅内压增高的程度。

2. 颅内压增高的后果

颅内压持续增高，引起一系列中枢神经系统功能紊乱和病理变化。

（1）脑血流量降低　正常成人每分钟约有 1200mL 血液进入颅内，并能自动调节。其公式为：

$$脑血流量（CBF）＝脑灌注压（CPP）/脑血管阻力（CVP）$$
$$脑灌注压（CPP）＝平均动脉压（MAP）－颅内压（ICP）$$
$$（颅内压高于颈静脉压）$$
$$脑灌注压（CPP）＝平均动脉压（MAP）－颈静脉压（JVP）$$
$$（颈静脉压高于颅内压）$$

脑灌注压正常值为 9.3～13.33kPa （70～100mmHg），脑血管阻力为 0.16～0.33kPa （1.2～2.5mmHg），此时脑血管的自动调节功能良好。如因颅内压增高而引起的脑灌注压下降，可通过血管扩张，以降低血管阻力的自动调节反应，维持脑血流量的稳定。如果颅内压不断增高使脑灌注压低于 5.3kPa （40mmHg）时，脑血管自动调节功能失效，脑血流量随之急剧下降，就会造成脑缺血缺氧。当颅内压升至接近平均动脉压的水平时，颅内血流几乎完全停止，患者会处于严重的脑缺血缺氧状态，最终可出现脑死亡。

（2）脑疝　颅内压增高脑组织由高压趋向低压区移动，部分脑组织被挤入颅内生理空间或裂隙，产生相应的临床症状和体征。脑疝是颅内压增高的危象和引起死亡的主要原因。

（3）脑水肿　颅内压增高使脑血流量降低，造成脑组织缺血、缺氧，脑的体积增大，加重脑水肿，进而加重颅内压增高，引发脑疝，使脑组织移位，压迫脑干，导致脑干功能衰竭（呼吸、循环衰竭）。

（4）库欣综合征　颅内压急剧升高时，患者出现血压升高（全身血管加压反应）、心跳和脉搏减慢、呼吸节律紊乱及体温升高等各项生命体征发生变化，这种变化即称库欣反应，多见于急性颅内压增高病例。

（5）胃肠功能紊乱　部分颅内压增高患者，可首先表现为胃肠功能紊乱，出现呕吐，胃、十二指肠溃疡，出血和穿孔等，这与颅内压增高引起下丘脑自主神经中枢功能紊乱有关。

（6）神经性肺水肿　有 5%～10% 的急性颅内压增高病例出现，表现为呼吸急促、痰鸣，并有大量泡沫状血性痰。这与下丘脑、延髓受压导致 α-肾上腺能神经活性增强有关。

二、临床表现

（一）头痛

头痛是颅内压增高最常见的症状之一，早晨或晚间较重，大多位于额部及颞部，可从颈枕部向前放射至眼眶。头痛程度可随颅内压的增高而进行性加重。当用力、咳嗽、打喷嚏、弯腰或低头活动时常使头痛加重。头痛性质以胀痛和撕裂痛多见。

（二）恶心、呕吐

头痛剧烈时，可伴有恶心和呕吐。呕吐呈喷射性，易发生于饭后。呕吐后头痛可有所缓解，患者常因此而拒食，反复呕吐易导致水电解质紊乱和体重减轻。

（三）视神经盘水肿

这是颅内压增高的重要客观体征之一，表现为视神经盘充血，边缘模糊不清，中央凹陷消失，视网膜静脉怒张。若视神经盘水肿长期存在，则视神经盘颜色苍白，视力减退，视野向心缩小，称为视神经继发性萎缩。患者常有一过性的视物模糊，即使此时颅内压增高得以解除，往往视力的恢复也并不理想，甚至继续恶化以致失明。

以上三者是颅内压增高的典型表现，称之为颅内压增高"三主征"。

（四）意识障碍及生命体征变化

颅内压增高初期意识障碍可出现嗜睡、反应迟钝等。持续及严重的颅内压增高，可出现昏睡、昏迷，伴有瞳孔散大、对光反应消失，脑疝、去皮质强直患者可出现血压升高，尤其是收缩压升高，脉压增大，脉搏缓慢，洪大有力，呼吸深慢等。

（五）脑疝

（1）小脑幕切迹疝　又称颞叶钩回疝，为颞叶的海马回，钩回通过小脑幕切迹被推移至幕下，表现为剧烈头痛，进行性加重，伴躁动不安、频繁呕吐。随脑疝的进展患者出现嗜睡、浅昏迷、深昏迷，瞳孔由初期的变小逐渐变大，肢体肌力减弱或麻痹，生命体征变化，体温升高，血压骤降，脉搏快、弱，呼吸浅而不规则，呼吸、心跳相继停止而死亡。

（2）枕骨大孔疝　又称小脑扁桃体疝，为小脑扁桃体及延髓经枕骨大孔被推挤向椎管内。患者表现头痛剧烈、呕吐频繁、颈项强直或强迫头位，生命体征紊乱，意识障碍、瞳孔改变。因脑干缺氧，瞳孔可忽大忽小。由于呼吸中枢受损，患者可突发呼吸骤停而死亡。

（3）大脑镰下疝　又称扣带回疝，一侧半球的扣带回经镰下孔被挤入对侧分腔。

（六）其他症状和体征

颅内压增高还可引起一侧或双侧展神经麻痹或复视、头晕猝倒等。小儿颅内压增高时可出现头皮静脉怒张、头颅增大、颅缝增宽或分离，前囟饱满。

三、辅助检查

（一）头颅 X 线断层扫描（CT）及磁共振成像（MRI）

目前 CT 是诊断颅内占位性病变的首选辅助检查措施。也可进一步行 MRI 检查，以利于确诊。检查可见脑沟变浅，脑室、脑池缩小或脑结构变形等，通常能显示病变的位置、大小和形态。

（二）脑血管造影

主要用于疑有脑血管畸形或动脉瘤等疾病的检查。数字减影血管造影可提高图像的清晰度和疾病的检出率。

（三）头颅 X 线片

颅内压增高时，可见脑回压迹增多、加深，鞍背骨质稀疏及蝶鞍扩大，颅骨的局部破坏或增生等，小儿可见颅骨骨缝分离。X 线对于诊断颅骨骨折、垂体瘤所致蝶鞍扩大以及听神经瘤引起的内听道孔扩大等具有重要价值。

（四）腰椎穿刺（腰穿）

腰穿可在取脑脊液检查的同时测量颅内压力。但对有明显颅内压增高症状和体征的患者禁忌腰穿，以免引发脑疝。

四、处理原则

通过头痛、呕吐、视神经盘水肿以及神经系统和辅助检查结果做出正确诊断。对颅内压增高的根本治疗方法是去除颅内压增高的病因。

（一）非手术治疗（对症治疗）

（1）脱水治疗　使用脱水药物以减少脑组织中的水分，从而缩小脑体积，同时限制水钠的输入量，降低颅内压。

（2）激素治疗　肾上腺皮质激素能改善毛细血管通透性，防治脑水肿。

（3）冬眠低温治疗　可降低脑代谢及脑组织耗氧量，减少脑水肿发生和发展，从而降低颅内压。

（4）辅助过度换气　使体内 CO_2 排出，增加血氧分压，减少脑血流量，使颅内压相应下降。

（二）手术治疗

主要施行手术减压。

（1）开颅切除病变组织。

（2）颅骨切除术。

（3）建立脑脊液引流系统　①内引流，脑室心房分流及脑室腹腔分流。②外引流，脑室穿刺缓慢引流脑脊液至体外，可以暂时降低颅内压，以便进一步施行手术治疗。

五、护理评估

（一）健康史

了解有无脑外伤、颅内炎症、脑肿瘤及高血压、脑动脉硬化病史，初步判断颅内压增高的病因；评估患者有无合并其他系统疾病，有无呼吸道梗阻、便秘、剧烈咳嗽、癫痫等导致颅内压骤升的因素。

（二）身体状况

1. 症状和体征

患者头痛的性质、程度、持续时间；有无喷射性呕吐；患者有无意识障碍、视力障碍；患者生命体征的变化等。

2. 辅助检查

CT 及 MRI 检查结果；监测患者的电解质、血气分析，评估患者有无水、电解质、酸碱平衡紊乱。

3. 心理-社会状况

评估颅内压增高患者有无因头痛、呕吐等不适引起的烦躁不安、焦虑、紧张等心理反应，同时了解患者及家属对疾病的认知程度，家庭经济状况和社会支持情况。

六、护理诊断

（1）疼痛　与颅内压增高有关。

（2）脑组织灌注量改变　与颅内压增高有关。

（3）体液不足　与颅内压增高引起剧烈呕吐及应用脱水药有关。

（4）有受伤的危险　与意识障碍、视力障碍有关。

（5）潜在并发症　脑疝。

七、护理目标

（1）患者主诉头痛减轻，舒适感增加。

（2）患者脑组织灌注正常，去除引起颅内压骤增的因素。

（3）患者体液保持平衡，生命体征平稳，尿比重在正常范围，无脱水症状和体征。

（4）患者无意外受伤情况的发生。

（5）患者发生脑疝征象能够被及时发现和处理。

八、护理措施

（一）一般护理

1. 体位

抬高头部 $15°\sim30°$，即使患者有休克情况也不可采取垂头仰卧式。头、颈应呈一直线，以利于颅内静脉回流，减轻脑水肿。

2. 吸氧

持续或间断吸氧，改善脑缺氧，收缩脑血管，降低脑血流量，减轻脑水肿。

3. 控制液体摄入量

补液量应以能维持出入量的平衡为度，一般每天不超过 2000mL，且保持尿量在 600mL 以上，使机体呈轻度脱水状态。

4. 病情观察

密切观察患者的意识状态、生命体征、瞳孔等变化，持续监测颅内压的变化，警惕脑疝的发生。

5. 生活护理

做好口腔、皮肤护理，注意饮食调整，适当限制钠盐。保护患者安全，防止受伤。

（二）防止颅内压骤然升高的护理

1. 保持安静

绝对卧床休息，尽量避免搬运患者，急需搬运时，动作要轻，头部相对固定，坐起时勿用力过猛。限制患者家属探视，避免情绪激动，防止颅内压骤然升高。

2. 避免胸膜腔内压（胸内压）或腹内压上升

胸内压或腹内压上升会间接导致脑血液回流受阻使颅内压增高。

（1）尽可能预防患者做屏气动作，保持大便通畅。颅内压增高引起的头痛致自主神经功能紊乱，抑制规律性排便活动；恶心、呕吐及脱水药物的应用，导致患者不同程度的脱水，引起便秘。鼓励患者多吃蔬菜与水果预防便秘，对已形成便秘者可用开塞露 $1\sim2$ 支，或用少量高渗液（如 500g/L 甘油盐水 50mL）行低位、低压灌肠，禁止大量灌肠，以免颅内压骤然增高。

（2）保持呼吸道通畅，及时清除呼吸道分泌物和呕吐物；舌根后坠者可托起下颌或放置口咽通气道；对意识不清的患者及排痰困难者，行气管切开术。

（3）避免剧烈咳嗽，及时治疗感冒、咳嗽，防止颅内压增高。

（4）避免髋关节长期屈曲。

（5）指导患者翻身时行呼气动作。

（6）及时控制癫痫发作，癫痫发作可加重脑缺氧及脑水肿，遵医嘱定时定量给予抗癫痫药物，发作时进行降颅内压处理。

（三）症状护理

1.高热

高热可增加机体代谢率，加重脑缺氧。应采取一些降低体温的护理措施：定时测量体温；减少盖被；按医嘱给予退热药；在表浅的大血管处直接用冷敷可加速降温，可在腋下及腹股沟使用冰袋；必要时给予冬眠疗法。

2.头痛

适当应用止痛药，但禁用吗啡、哌替啶，以免抑制呼吸中枢。

3.躁动

寻找原因给予及时处理，切忌强制约束，以免患者挣扎使颅内压增高。

（四）脱水治疗的护理

颅内压增高常用高渗性和利尿性脱水药，以增加水分的排出，达到降低颅内压的目的，如高渗性脱水药 20% 甘露醇 250mL，快速静脉滴注，2～4 次/天；50% 葡萄糖溶液 60～100mL，静脉推注，4～6 次/天；同时使用利尿脱水药，如呋塞米（速尿）20～40mg，静脉推注。甘露醇最好在颅内压监测指标指导下应用，防止发生低颅压，用药期间注意观察用药反应和效果，并及时记录。

（五）激素治疗的护理

肾上腺皮质激素通过稳定血脑屏障，可预防和缓解脑水肿。常选用地塞米松 5～10mg，静脉注射或静脉滴注，1～2 次/天；氢化可的松 100mg，静脉滴注，1～2 次/天，激素可引起消化道应激性溃疡出血、增加感染机会等不良反应，按医嘱用药时注意观察。

（六）脑疝护理

（1）快速静脉输入甘露醇、山梨醇、呋塞米等强效脱水药，并观察脱水效果。

（2）保持呼吸道通畅，吸氧。

（3）准备气管插管盘及呼吸机，对呼吸功能障碍者，行人工辅助呼吸。

（4）密切观察呼吸、心跳、瞳孔的变化。

（5）紧急做好术前特殊检查及术前准备。

九、护理评价

（1）患者是否主诉疼痛减轻。

（2）患者颅内压增高症状是否得到缓解，头痛是否减轻，意识状态是否改善。

（3）患者生命体征是否平稳，水、电解质是否平衡，尿量及尿比重是否正常。

（4）患者是否发生外伤。

（5）患者是否出现脑疝迹象，如果出现是否得到及时发现和处理。

第二节　脑脓肿患者的护理

脑脓肿是指化脓菌侵入脑内引起化脓性炎症和局限性脓肿，可发生于任何年龄，以青中年占多数。脑脓肿多为单发，也有多发，可发生在脑内任何部位。

一、病因及发病机制

（一）耳源性与鼻源性脑脓肿

耳源性脑脓肿最多见，约占脑脓肿的 2/3。常继发于慢性化脓性中耳炎、乳突炎。鼻源性脑脓肿由邻近鼻旁窦（副鼻窦）化脓性感染侵入颅内所致，如额窦炎、上颌窦炎。

（二）血源性脑脓肿

约占脑脓肿的 1/4，多由于身体其他部位感染，细菌栓子经动脉血行播散到脑内而形成脑脓肿。原发感染灶常见于肺、胸膜、支气管化脓性感染、细菌性心内膜炎、皮肤疖痈、骨髓炎、腹腔及盆腔脏器感染等。

（三）外伤性脑脓肿

继发于开放性脑损伤。致病菌经创口直接侵入或异物、碎骨片进入颅内形成。

（四）隐源性脑脓肿

原发感染灶不明显或隐蔽，抵抗力弱时，脑实质内隐伏的细菌发展为脑脓肿。

脓肿的形成是一个连续过程，可分为三期。①急性脑膜炎、脑炎期：化脓菌侵入脑实质，病灶中心部逐渐软化、坏死，出现很多小液化区，周围脑组织水肿。②化脓期：脑炎软化灶坏死、液化、融合形成脓肿，并逐渐增大。③包膜形成期：一般经 1～2 周，脓肿外围的肉芽组织由纤维组织及神经胶质的增生而初步形成脓肿包膜，3～4 周或更久脓肿包膜完全形成。

二、临床表现

（一）全身及颅内感染症状

患者除有原发感染灶症状外，病变初期表现发热、头痛、呕吐、困倦、全身无力及颈部抵抗等全身及颅内感染症状。

（二）颅内压增高症状

临床急性脑膜炎的症状逐渐消退，而随着脑脓肿包膜形成和脓肿增大，颅内压再度增高且加剧，甚至可导致脑疝形成或脓肿破溃，使病情迅速恶化。

（三）局灶症状

根据脑脓肿性质和部位出现不同的局灶定位症状。额叶脓肿出现昏睡、记忆力减退、性格改变等精神症状；颞叶脓肿出现视野缺损、同侧瞳孔散大、对侧偏瘫等；小脑半球脓肿常伴有眼球震颤、小脑性共济失调等。

三、辅助检查

（一）X线检查

可显示颅骨与鼻旁窦、乳突的感染灶。偶见脓肿壁的钙化或钙化松果体向对侧移位。外伤性脑脓肿可见颅内碎骨片和金属异物。

（二）超声波检查

幕上脓肿可有中线波向对侧移位，幕下脓肿常可测得脑室波扩大。

（三）脑血管造影

颈动脉造影对幕上脓肿定位诊断价值较大。根据脑血管的移位及脓肿区的无血管或少血管来判断脓肿部位。

（四）颅脑 CT 及 MRI 检查

CT 可示脑脓肿周围高密度环形带和中心部的低密度改变。MRI 对脓肿部位、大小、形态显示的图像信号更准确。

四、治疗

依据患者原发化脓感染病史、开放性颅脑损伤史，随后出现急性化脓性脑膜炎、脑炎症状及定位症状，伴头痛、呕吐或视神经盘水肿，应考虑脑脓肿的存在。其处理原则如下。

（一）非手术治疗

1. 抗感染

选择细菌敏感的抗生素。但对原发灶细菌培养尚未检出或培养阴性者，则依据病情选用抗菌谱较广又易通过血脑屏障的抗生素，常用青霉素、氯霉素及庆大霉素等。

2. 降颅压治疗

常采用甘露醇快速静脉滴注。

（二）手术治疗

1. 穿刺抽脓术

此法适用于脓肿较大，脓肿壁较薄，脓肿深在或位于脑重要功能区，婴儿、年老或体衰难以忍受手术者以及病情危急，穿刺抽脓作为紧急救治措施。

2.导管持续引流术

为避免重复穿刺或炎症扩散，于首次穿刺脓肿时，脓腔内留置一内径为 3～4mm 软橡胶管，定时抽脓、冲洗、注入抗生素或造影剂，一般留管 7～10 天。

3.切开引流术

外伤性脑脓肿，伤道感染，脓肿切除困难或颅内有异物存留，常于引流脓肿同时摘除异物。

4.脓肿切除术

脓肿切除术是最有效的手术方法。对脓肿包膜完好，位于非重要功能区者；多房或多发性脑脓肿；外伤性脑脓肿含有异物或碎骨片者，均适于手术切除。

五、护理诊断

（1）疼痛　与颅内压增高有关。
（2）体温升高　与颅内感染有关。
（3）体液不足的危险　与颅内压增高引起剧烈呕吐及应用脱水药有关。
（4）潜在并发症　脑疝。

六、护理措施

（一）密切观察病情变化

监测生命体征、意识、瞳孔的变化，及时发现脑疝的先兆症状；监测术后病情变化，留置引流管者观察引流液量、性质。

（二）降低颅内压

遵医嘱甘露醇等高渗溶液快速、静脉滴注。

（三）抗感染

选择对细菌敏感的抗生素静脉输入。同时采取物理降温和药物降温。

（四）营养与补液

可行全胃肠外营养及时、有效补充能量和蛋白质。

（五）基础护理

加强皮肤护理、口腔护理、排尿排便等生活护理。

第三节 脑血管疾病的护理

脑血管疾病是指脑部血管病变和（或）全身血液循环紊乱所致的脑组织供血障碍、脑功能异常或结构破坏的脑部疾病的总称，是神经系统的常见病、多发病。

急性脑血管疾病临床分为缺血性脑血管疾病和出血性脑血管疾病两大类。常见病因有血管壁病变（高血压性动脉硬化最常见）、心脏病及血流动力学改变、血液成分改变及其他如栓子、脑血管痉挛、受压、外伤等，部分原因不明。

一、缺血性脑血管疾病

缺血性脑血管疾病主要包括短暂性脑缺血发作、脑梗死（脑血栓形成、脑栓塞、腔隙性梗死）。

短暂性脑缺血发作（TIA）是局灶性脑缺血导致突发短暂性、可逆性神经功能障碍。发作持续数分钟，通常30min内完全恢复，CT或MRI大多正常，超过2h常遗留轻微神经功能缺损表现。传统TIA定义时限为24h内恢复。

脑血栓形成是脑动脉主干或皮质支动脉粥样硬化导致血管增厚、管腔狭窄闭塞和血栓形成，引起脑局部血流减少或供血中断，脑组织缺血、缺氧导致软化坏死，出现局灶性神经系统症状体征。

脑栓塞是各种栓子随血流进入颅内动脉，使血管腔急性闭塞，引起相应供血区脑组织缺血坏死及脑功能障碍。

TIA的治疗目的是消除病因、减少和预防复发、保护脑功能，对短时间内反复发作病例应采取有效治疗，防止脑梗死发生。脑梗死的治疗，主要是挽救缺血半暗带，防治再灌注损伤，控制脑水肿及保护脑细胞功能，争取在3～6h时间窗内溶栓，采取整体化治疗，治疗方案个体化。

（一）护理评估

1. 健康史

询问有无动脉硬化、高血压或低血压、风湿性心脏病及冠心病、糖尿病病史，有无不良饮食习惯，如高盐、高脂、酗酒及吸烟等；了解既往是否有类似发作，其发病时间、主要表现、诊治情况等；询问本次发病的情况，如有无诱因、前驱症状、起病情况和主要症状等。

脑血栓形成多于安静或睡眠状态下发病；脑栓塞多在活动时急剧发病，症状多在数秒或数分钟内达高峰，是脑血管疾病起病最快的一种，多属完全性卒中，可反复发作。

2. 身体状况

（1）短暂性脑缺血发作无意识障碍，脑梗死通常意识清楚或伴轻度意识障碍，生命体征一般无明显改变。若梗死面积大、进展迅速，可因颅内压增高出现昏迷，甚至死亡。主要表现为局灶神经症状。

（2）神经系统体征视脑血管闭塞的部位及梗死的范围而定，常为各种类型的运动障碍、视力障碍、失语及感觉障碍。

① 短暂性脑缺血发作：以椎-基底动脉系统缺血发作多发，常见眩晕、平衡障碍，特征性症状有跌倒发作、短暂性全面遗忘和双眼视力障碍。

② 脑血栓形成及脑栓塞：常见于颈内动脉和大脑中动脉。大脑中动脉主干闭塞导致病灶对侧中枢性面舌瘫（均等性偏瘫）、偏身感觉障碍及偏盲（即三偏），优势半球受累出现失语症，非优势半球受累出现体象障碍。

3. 心理社会评估

平时有头痛、头昏、高血压、糖尿病及冠心病，不被重视，对突发失语、瘫痪而产生自卑、恐惧感。

4. 辅助检查

（1）神经影像学检查 ①CT 检查，一般病后 24h 逐渐显示低密度梗死灶。②MRI 检查，可清晰显示早期缺血性梗死，梗死后数小时即出现 T_1 低信号、T_2 高信号病灶。

（2）病因检查 ①经颅多普勒发现颈动脉和颈内动脉狭窄、动脉粥样硬化斑、血栓形成，超声心动图检查发现心脏附壁血栓、心房黏液瘤、二尖瓣脱垂等。②血液生化检查血糖、血脂、血液流变学检查等。

（二）护理诊断

1. 感知改变

与缺血性脑血管病致感觉接受、传导障碍有关。

2. 有皮肤完整性受损的危险

与缺血性脑血管病致感觉迟钝或消失、肢体瘫痪有关。

3. 自理缺陷

进食、卫生、如厕与肢体活动能力，部分或完全丧失有关。

4. 言语沟通障碍

与缺血性脑血管病损害语言功能区，致使语言的接受或表达发生障碍，损害锥体系导致发音肌肉瘫痪有关。

（三）预期目标

保持皮肤完好无损，防治并发症，掌握肢体功能训练技巧，早期进行功能训练，减少后遗症，预防复发。

（四）护理措施

1. 一般护理

（1）休息　病室内保持安静、清洁，保证患者充分休息。

（2）饮食护理　应给予高热量、高蛋白、高维生素、适量纤维素、低盐、低糖、低脂和低胆固醇的食物。若有饮水呛咳、吞咽困难，可予糊状流质或半流质小口慢慢喂食。必要时，鼻饲流质。糖尿病患者给予糖尿病饮食。

2. 心理护理

患者因偏瘫、失语而产生消极、自卑的心理，因生活不能自理而性情急躁，会使病情加重。护理人员应主动关心患者，从思想上开导患者，训练患者定期排便，嘱家属要给予患者物质和精神上的支持，消除患者异常心理。

3. 病情观察

注意观察患者症状变化，有无加重或缓解，有无并发症出现。

4. 对症护理

（1）高血压　起病后 24～48h 收缩压超过 29.3kPa（220mmHg）、舒张压超过 16.0kPa（120mmHg）或平均动脉压超过 17.3kPa（130mmHg）时，可遵医嘱使用抗高血压药。严密监测血压，切忌过度降压，导致脑灌注压降低。

（2）脑水肿　发病后 48h 至 5 天，为脑水肿高峰期，可根据病情使用脱水药。

（3）高血糖　血糖宜控制在 6～9mmol/L，若高于 10mmol/L 宜用胰岛素治疗，并注意水、电解质平衡。

（4）感染　有意识障碍者可适当使用抗生素，预防呼吸道感染、尿路感染和压疮。

5. 用药护理

（1）抗血小板聚集药　抗血小板聚集药用于短暂性脑缺血发作和脑血栓形成的防治，常用阿司匹林、噻氯匹定、氯吡格雷。阿司匹林一般剂量治疗时不良反应较少，选用肠溶片、小剂量服用不良反应更少；噻氯匹定常见消化道反应，餐后服用可减轻其不良反应，偶有粒细胞、血小板减少和肝功能损害，服药期间要监测血象和肝功能；氯吡格雷常见腹泻和皮疹等不良反应。

（2）溶栓、抗凝和降纤药物　溶栓、抗凝和降纤药物主要用于脑血栓形成患者的治疗，脑栓塞慎用抗凝治疗，腔隙性梗死禁用溶栓和抗凝治疗。溶栓药物常用尿激酶、组织型纤溶酶原激活物（t-PA），能迅速溶解血栓，使闭塞的血管再通；抗凝药物常用肝素、双香豆素、华法林，主要防止血栓扩延和新的血栓发生；降纤药物常用降纤酶、巴曲酶等。以上药物均可导致出血倾向，溶栓药还能引起严重头痛、呕吐、血压急剧升高。必须严格遵医嘱，准确给药；密切观察生命体征变化和出血倾向，尤其是颅内出血；定时监测出血和凝血时间；备有维生素 K 等拮抗剂，以便及时处理继发性出血；当出现严重并发症，应立即告知医师进行紧急处理。

（3）扩血管药　TIA 患者视病情选择使用扩血管药；脑梗死急性期不宜使用或慎用扩血管药，宜在亚急性期（2～4 周）使用。

（五）健康教育

（1）低脂、低胆固醇、高维生素饮食，禁烟、酒，控制体重，适量运动。

（2）对危险因素积极干预，做好二级预防，加强康复护理。

（3）避免精神紧张及操劳过度，保持情绪稳定。

二、出血性脑血管病

出血性脑血管疾病主要包括脑出血和蛛网膜下隙出血。

脑出血系指原发性脑实质内出血。多见于 50 岁以上的中老年人，大多发生于基底节区，表现为意识障碍、头痛及神经系统定位体征。常并发感染（呼吸道及泌尿道）、应激性溃疡、稀释性低钠血症、中枢性高热、癫痫发作及下肢深静脉血栓形成。轻型脑出血经治疗后，可明显好转，重症患者病死率较高。

蛛网膜下隙出血是指脑底或脑表面的血管破裂，血液直接进入蛛网膜下隙。本病多见于中青年人，表现为突然剧烈头痛及呕吐，伴一过性意识障碍、脑膜刺激征阳性、血性脑脊液。再出血、脑血管痉挛、交通性脑积水是常见的并发症。

脑出血急性期治疗主要是防止进一步出血，降低颅内压，控制脑水肿，维持生命功能，防止并发症；恢复期治疗主要是进行功能恢复，改善脑功能，减少后遗症及预防复发。蛛网膜下隙出血急性期治疗主要是去除出血的原因，防治继发性脑血管痉挛，制止继续出血和防止复发。

（一）护理评估

1. 健康史

（1）询问有无高血压及动脉粥样硬化或脑动脉瘤、脑血管畸形以及出血性疾病病史。

（2）了解本次发病前有无情绪激激动、过分紧张、劳累、用力排便及其他体力活动过度等诱因。

（3）了解起病情况及主要表现，包括头痛、运动障碍、感觉障碍和意识障碍等。

2. 身体状况

（1）全身表现　主要表现在以下几个方面。

① 生命体征异常：呼吸一般较快，病情重者呼吸深而慢，或呈潮式呼吸、叹息样呼吸等；出血早期血压往往升高，血压不稳和持续下降是循环功能衰竭征象；出血后常引发高热。若始终低热者，可能为出血后的吸收热。

② 头痛与呕吐：神志清楚或轻度意识障碍者，常述有头痛；意识模糊或浅昏迷患者，可用健侧手触摸病灶侧头部；呕吐多为喷射性，呕吐物为咖啡色胃内容物。

③ 意识障碍：轻者躁动不安、意识模糊不清；重者进入昏迷状态，鼾声大作，眼球固定于正中位，面色潮红或苍白，大汗，尿失禁或尿潴留等。

④ 瞳孔变化：早期双侧瞳孔可时大时小；若病灶侧瞳孔散大，对光反应迟钝或消失，是小脑幕切迹疝形成的征象；若双侧瞳孔均逐渐散大，对光反应消失，是双侧小脑幕切迹疝、枕骨大孔疝或深昏迷的征象；若两侧瞳孔缩小或呈针尖样，提示脑桥出血。

（2）局灶性神经体征　约70％的高血压脑出血发生在基底节区。基底节区出血表现为病灶对侧出现不同程度的偏瘫、偏身感觉障碍和偏盲，病理反射阳性。双眼球常偏向病灶侧。优势半球出血者，还可有失语、失用等症状。

（3）蛛网膜下隙出血　①突发劈裂样剧烈头痛。②不同程度的意识障碍或一过性意识丧失；重者，可有谵妄、昏迷等。③脑膜刺激征阳性。

3. 心理-社会评估

患者易出现忧郁、紧张、焦虑、悲观和绝望等心理，对治疗失去信心。家属是否积极配合治疗、能否为患者提供正确的照顾十分重要。社区卫生服务机构能否为患者提供出院后连续的医疗服务，其环境条件是否适应患者的康复训练亦很重要。

4. 辅助检查

（1）头颅 CT 检查　为首选检查项目，可显示出血部位呈高密度影，并确定血肿部位、大小、形态以及是否破入脑室。SAH 显示大脑外侧裂池、前纵裂池、鞍上池、脑桥小脑三角池、环池和后纵裂池高密度出血征象。

（2）头颅 MRI 检查　对急性出血性脑血管病的检测不如脑梗死（脑池内高密度影）明显，但也能发现出血病灶。

（3）数字减影脑血管造影（DSA）　可检出脑血管的改变。

（4）脑脊液检查　蛛网膜下隙出血脑脊液压力增高，多呈均匀血性，但局限性脑出血脑脊液外观也可正常。

（二）护理诊断

（1）意识障碍　与脑出血有关。

（2）疼痛　头痛与出血性脑血管疾病致颅内压增高有关。

（3）躯体移动障碍　与出血性脑血管疾病致瘫痪有关。

（4）语言沟通障碍　与出血性脑血管疾病病变累及语言中枢有关。

（5）体温过高　与出血性脑血管疾病病变累及体温调节中枢、抵抗力下降继发感染有关。

（6）潜在并发症　如脑疝、上消化道出血、压疮。

（三）预期目标

维持生命功能，防止并症，早期进行功能训练，减少后遗症，预防复发。

（四）护理措施

1. 一般护理

（1）休息　病室内保持安静、清洁、温度适宜、空气新鲜。头痛患者的室内光线应柔和，要限制探视，保证患者充分休息。脑出血患者急性期绝对卧床，尤其在发病24～48h内应尽量避免搬动。必须搬动时，要保持身体长轴在一条直线上，避免牵动头部，加重出血。蛛网膜下隙出血需绝对卧床休息4～6周，避免一切可能引起血压和颅内压增高的因素。

（2）饮食　应给予高热量、高蛋白、高维生素、适量纤维素、低盐、低糖、低脂和低胆固醇的食物。意识障碍或消化道出血者，宜禁食24～48h后给予鼻饲流质。

（3）给氧　凡有呼吸困难、发绀、意识障碍及严重脑组织血供障碍者，可给予一般氧浓度鼻导管、鼻塞或面罩给氧，以缓解组织缺氧。

（4）保持呼吸道通畅　发生呕吐时，头偏一侧；意识不清时，取出义齿，以防误吸而阻塞呼吸道；昏迷时肩下垫高，防止舌根后坠阻塞呼吸道；当痰液排出困难时，可根据具体情况采用有效咳嗽、叩击胸部、湿化呼吸道、机械吸痰的方法，及时清除呼吸道分泌物。

（5）口腔护理　注意清洁口腔，早晚刷牙，饭后及时漱口。

2. 心理护理

在护理过程中要细致耐心，态度和蔼，消除患者紧张情绪。给予患者足够的关爱和精神支持，指导患者进行自我心理调整，以减轻焦虑。

3. 病情观察

注意观察意识、头痛、瞳孔等变化情况，监测体温、呼吸、心率、心律、血压的变化；准确记录24h出入液量；加强病房巡视，一旦发现病情变化，及时报告医师。

4. 对症护理

（1）血压升高的护理　血压升高主要分以下两种情况。

① 脑出血：急性期收缩压低于22.0kPa（165mmHg）或舒张压低于12.7kPa（95mmHg），无须降压治疗；收缩压在22.7～26.7kPa（170～200mmHg）或舒张压在13.3～14.7kPa（100～110mmHg），暂时可不必使用抗高血压药，先脱水降颅内压，并严密观察血压情况，必要时，再用抗高血压药；收缩压高于29.3kPa（220mmHg）、舒张压高于16.0kPa（120mmHg）或平均动脉压大于17.3kPa（130mmHg）时，在降颅内压的同时行平稳降血压治疗，使血压维持在略高于发病前水平或24.0/14.0kPa（180/105mmHg）左右，血压降低幅度不宜过大，否则可能会造成脑低灌注。

② 蛛网膜下隙出血：平均动脉压超过16.7kPa（125mmHg）或收缩压超过24.0kPa（180mmHg），可在血压监测下，降压至正常或者起病前水平。

（2）颅内压增高及脑疝的护理　①绝对卧床休息，将床头抬高15°～30°，以减轻脑水肿。②限制液体输入，遵医嘱快速静脉滴入脱水药，如20％甘露醇或静脉推注50％葡萄糖等，以控制脑水肿，降低颅内压。③密切观察有无脑疝先兆，及时发现呼吸、心搏骤停，并立即实施心肺复苏术。

（3）消化道出血的护理　每次鼻饲时，应抽吸胃液，若患者有呃逆、腹胀、胃液呈咖啡色或解黑粪，应考虑消化道出血，需立即通知医师给予止血药物。

（4）失语护理　非语言沟通是失语患者有效的交流方式，可借助手势、表情、点头或摇头、文字卡片、书写、实物等进行。

（5）压疮护理　协助患者经常更换体位，嘱患者穿质地软、宽松的衣服，保持床褥软、平整而无皱褶。保持皮肤清洁。

（6）排便护理 ①尿失禁时，应及时清洗会阴部，更换内裤、被褥，清理污物，使用护垫，以保持会阴部清洁和干燥。②便秘者，应给予高纤维素食物与充足的水分摄入；可从升结肠开始顺结肠方向进行腹部按摩；必要时，使用缓泻药或灌肠，但对颅内压增高的患者，忌大量液体灌肠，防止颅内压进一步增高。

5. 用药护理

（1）控制脑水肿，降低颅内压 常用有脱水药（20％甘露醇、10％甘油果糖）和利尿药（呋塞米）。这些药物常引起水、电解质失衡。用药时，应主要观察出入量及血清电解质变化。甘露醇与甘油果糖交替使用，可减少甘露醇用量，减轻甘露醇不良反应。甘油果糖无肾功能损害，进入体内代谢后可提供能量，且无须胰岛素，尤其适合高血糖患者。

（2）止血药 高血压脑出血一般不用止血药物。脑室出血和蛛网膜下隙出血常规使用止血药物。常用抗纤溶药如氨基己酸（6-氨基己酸）、氨甲苯酸（止血芳酸）、蛇毒血凝酶（立止血）等，注意预防肾功能损害及深静脉血栓形成。

（3）钙通道阻断药 能减轻脑血管痉挛，改善脑血供，常用尼莫地平、盐酸氟桂利嗪等。但此药可出现头痛、头晕、乏力、血压下降、心率增快等不良反应，使用时应观察血压变化，缓慢改变体位。血压过低时，慎用或遵医嘱用多巴胺、间羟胺（阿拉明）等药升压。

（五）健康教育

（1）向患者及其家属解释高血压、动脉粥样硬化、脑动脉瘤、脑血管畸形、血液病与出血性脑血管病关系密切，应保持心情舒畅，避免紧张、兴奋和用力过猛等。

（2）戒烟忌酒，多吃富含维生素的食物，养成良好的排便习惯。

（3）培养患者对病后生活的适应能力。病情稳定后，尽早锻炼；进入恢复期后，指导患者训练生活自理能力。

三、腰椎穿刺术的护理

腰椎穿刺术是将腰椎穿刺针通过腰椎间隙刺入蛛网膜下隙进行抽取脑脊液和注射药物的一种临床诊疗技术，是神经科临床常用的检查方法之一。腰椎穿刺术对神经系统疾病的诊断和治疗有重要价值，简便易行，也比较安全。

（一）适应证及禁忌证

1. 适应证

（1）脑血管病变。

（2）各种中枢神经系统的炎性病变。

（3）脑肿瘤。

（4）中枢神经系统白血病。

（5）脊髓病变。

2. 禁忌证

（1）穿刺部位的皮肤、皮下软组织或脊柱有感染。

（2）颅内压明显增高或已出现脑疝迹象。

（3）高颈段脊髓肿物或脊髓外伤的急性期。

（4）有全身严重感染性疾病、病情危重、躁动不安者等。

（二）诊疗操作的护理配合

1. 术前准备

（1）物品准备　腰椎穿刺包（内有腰椎穿刺针、5mL 及 10mL 注射器、7 号注射针头、洞巾、纱布、试管、测压管）、2％利多卡因注射液、消毒盘、手套、胶布。根据需要，可准备培养基。

（2）患者准备　向患者介绍腰椎穿刺术的目的及注意事项，家属签字同意穿刺；患者排空大小便；消除患者紧张心理。

（3）环境准备　安静、清洁、温暖，有屏风遮挡。

2. 术中配合

（1）安排患者卧于硬板床或将其身下垫一硬板。

（2）协助医师保持患者腰穿体位，暴露穿刺部位。

（3）配合进行穿刺部位消毒、术者戴手套、铺巾及 2％利多卡因行局部麻醉。

（4）当穿刺成功，应观察脑脊液是否缓缓流出。

（5）询问患者有无不适，观察患者面色、呼吸、脉搏、瞳孔等，发现异常立即通知医师，停止穿刺并做相应处理。若患者感到下肢电击样疼痛，应告知为针尖碰击马尾所致，无须处理。

（6）收集脑脊液 3～5mL 于无菌试管中，送检。若需做细菌培养，试管及棉塞应在火焰下灭菌。

（7）术毕，当拔出穿刺针后，穿刺点用碘附消毒后覆盖纱布，胶布固定。整理用物。

3. 术后护理

（1）嘱患者去枕平卧 4～6h，不要抬头，但可翻身，防止发生低颅压性头痛。

（2）出现头痛，可静脉滴注等渗盐水，将卧床时间延长至 24h。

（3）观察穿刺点有无脑脊液渗漏、出血或感染。若有异常，通知医师做相应处理。

（三）操作方法

1. 体位

患者去枕弯腰抱膝侧卧位，背垂直于床面，腰部尽量后凸，使椎间隙拉宽。

2. 穿刺点

一般取第 3 或第 4 腰椎间隙作为穿刺部位，相当于两髂后上棘连线与后正中线的交点。

3. 操作

（1）穿刺部位消毒，术者戴手套、铺巾及 2% 利多卡因行局部麻醉。

（2）左手固定穿刺处皮肤，右手用无菌纱布包裹穿刺针（套上针芯）从椎间隙缓慢进针，与脊柱成垂直方向，针尖略偏向头端，成人进针深度为 4～6cm，儿童为 2～4cm。当均匀进针过程中感到阻力突然消失，说明针尖已刺入蛛网膜下隙。将针芯缓慢抽出，防止脑疝形成。

（3）测定颅内压时，应接上测压管正常脑脊液压力为 7.85～17.65kPa（80～180mmH$_2$O）或每分钟 40～50 滴；若需做动力试验（压颈试验）了解蛛网膜下隙有无阻塞，即在测压后，压迫一侧颈静脉约10min。正常时，脑脊液压力立即上升，解除压迫后10～20s又降至原来水平，称动力试验阴性，表示蛛网膜下隙通畅；若压迫颈静脉后，不能使脑脊液压力上升，则为动力试验阳性，表示蛛网膜下隙阻塞；若压迫颈静脉后，脑脊液压力缓慢上升，放松压力缓慢下降，也为动力试验阳性，表示蛛网膜下隙未完全阻塞。

（4）移去测压管，收集脑脊液 3～5mL，分置 2～3 个试管，及时送检。

（5）术毕，先将针芯插入再拔出穿刺针，针孔做无菌处理，敷料覆盖。

第六章

胸外科疾病患者的护理

第一节　胸部损伤

胸廓由胸椎、胸骨、肋骨和肋间组织组成，外有胸壁和肩部肌肉，内有胸膜。上口由胸骨上缘和第 1 肋组成，下口为膈所封闭，主动脉、胸导管、奇静脉、食管和迷走神经以及下腔静脉穿过各自裂孔进入腹腔。膈肌是重要呼吸肌，呼气时变为圆顶形，吸气时变为扁平以增加胸腔容量。

纵隔为两肺间的胸内空隙，前为胸骨，后为胸椎，两侧为左右胸膜。除两肺外，胸内器官均居于纵隔。纵隔的位置有赖于两侧胸膜腔压力的平衡。

胸膜腔左右各一。胸膜有内外两层，即脏层和壁层，两层间为潜在的胸膜腔，只有少量浆液。腔内压力为 $-0.98 \sim -0.79 \mathrm{kPa}$（$-10 \sim -8 \mathrm{cmH_2O}$），若负压消失肺即萎陷，故在胸部损伤或开胸手术后，保持胸膜腔内负压至关重要。

一、病因与发病机制

胸部损伤一般根据是否穿破壁层胸膜，造成胸膜腔与外界相通而分为闭合性和开放性损伤两类。闭合性损伤多由暴力挤压、冲撞或钝器打击胸部引起，轻者造成胸壁软组织挫伤或单根肋骨骨折，重者可发生多根多处肋骨骨折或伴有胸腔内器官损伤；开放性损伤多为利器或枪弹伤所致，胸膜的完整性遭到破坏，导致开放性气胸或血胸，并常伴有胸腔内器官损伤，若同时伤及腹部脏器，称之为胸腹联合伤。

二、临床表现

1. 胸痛

胸痛是胸部损伤的主要症状，常位于受损处，伴有压痛，呼吸时加剧。

2. 呼吸困难

胸部损伤后，疼痛可使胸廓活动受限、呼吸浅快。血液或分泌物堵塞气管、支气管，肺挫伤导致肺水肿、出血或淤血，气胸、血胸使肺膨胀不全等均导致呼吸困难。多根多处肋骨骨折，胸壁软化引起胸廓反常呼吸运动，则加重呼吸困难。

3. 咯血

小支气管或肺泡破裂，出现肺水肿及毛细血管出血者，痰中常带血或咯血；大支气管损伤者，咯血量较多，且出现较早。

4. 休克

胸内大出血、张力性气胸、心包腔内出血、疼痛及继发感染等，均可导致休克的发生。

5. 局部体征

因损伤性质和轻重而不同，可有胸部挫裂伤、胸廓畸形、反常呼吸运动、皮下气肿、骨摩擦音、伤口出血、气管和心脏向健侧移位的征象。胸部叩诊呈鼓音或浊音，听诊呼吸音减低或消失。

三、护理

1. 护理目标

（1）患者能采取有效的呼吸方式或维持氧的供应，使肺内气体交换得到改善。

（2）患者掌握正确的咳嗽排痰方法，保持呼吸道通畅和胸腔闭式引流的效果。

（3）维持体液平衡和血容量。

（4）疼痛缓解或消失。

（5）患者情绪稳定，解除或减轻心理压力。

（6）防治感染，并发症及时发现或处理。

2. 护理措施

（1）严密观察生命体征和病情变化　如患者出现烦躁、口渴、面色苍白、呼吸短促、脉搏快弱、血压下降等休克表现时，应针对导致休克的原因加强护理。失血性休克的患者，应在中心静脉压的监测下，迅速补充血容量，维持水、电解质和酸碱平衡。对开放性气胸，应立即在深呼气末用无菌凡士林纱布及厚棉垫加压封闭伤口，以避免纵隔扑动。张力性气胸则应迅速在患者锁骨中线第2肋间进行粗针头穿刺减压，置管进行胸腔闭式引流术，以降低胸膜腔压力，减轻肺受压，改善呼吸和循环功能。

经以上措施处理后，病情无明显好转，血压持续下降或一度好转后又继续下将，血红蛋白、红细胞计数、血细胞比容持续降低，胸穿抽出血很快凝固或因血凝固抽不出血液，X线显示胸膜腔阴影继续增大，胸腔闭式引流抽出血量≥200mL/h，并持续>3h，应考虑胸膜腔内有活动性出血。若咯血或咳大量泡沫样血痰，呼吸困难加重，胸腔闭式引流有大量气体逸出，常提示肺、支气管严重损伤，应迅速做好剖胸手术准备工作。

（2）多肋骨骨折 多肋骨骨折应紧急进行胸壁加压包扎固定或牵引固定，矫正胸壁凹陷，以消除或减轻反常呼吸运动，维持正常呼吸功能，促使伤侧肺膨胀。

（3）保持呼吸道通畅 严密观察呼吸频率、幅度及缺氧症状，给予氧气吸入，氧流量为2～4L/min。鼓励和协助患者有效咳嗽排痰，痰液黏稠不易排出时，应用祛痰药以及超声雾化或氧气雾化吸入。疼痛剧烈者，遵医嘱给予止痛药。要及时清除口腔、上呼吸道、支气管内分泌物或血液，可采用鼻导管深部吸痰或支气管镜下吸痰，以防窒息。必要时进行气管切开呼吸机辅助呼吸。

（4）解除心脏压塞 疑有心脏压塞患者，应迅速配合医生施行剑突下心包穿刺或心包开窗探查术，以解除急性心包压塞，并尽快准备剖胸探查术。术前快速大量输血、采取抗休克治疗。对刺入心脏的致伤物应尚留存在胸壁，手术前不宜急于拔除。如发生心搏骤停，必须配合医生紧急实行床旁开胸挤压心脏，解除心脏压塞，指压控制出血，并迅速送入手术室继续抢救。

（5）防治胸内感染 胸部损伤尤其是胸部穿透伤引起血胸的患者易导致胸内感染，要密切观察体温的变化，定时测体温。在清创、缝合、包扎伤口时注意无菌操作，防止伤口感染，合理使用抗生素。高热患者，给予物理或药物降温。患者出现寒战、发热、头痛、头晕、疲倦等中毒症状，血象示白细胞计数升高，胸穿抽出血性混浊液体，并查见脓细胞时，则提示血胸已继发感染形成脓胸，应按脓胸处理。

（6）进行闭式引流 进行胸穿或胸腔闭式引流术患者，按胸穿或胸腔闭式引流常规护理。

（7）做好生活护理　因伤口疼痛及带有各种管道，患者自理能力下降，护理人员应关心体贴患者，根据患者需要做好生活护理。协助患者床上排大小便，做好患侧肢体及肺功能锻炼，鼓励患者及早下床活动。

（8）做好心理护理　由于意外创伤的打击，对治疗效果担心、对手术恐惧，患者表现为心情紧张、烦躁、忧虑等。护理人员应加强与患者沟通，做好心理护理。向患者及其家属解释各项治疗、护理过程，预后情况及手术的必要性，提供有关疾病变化及各种治疗信息，鼓励患者树立信心，积极配合治疗。

第二节　气胸

一、概述

胸膜腔内积气称为气胸。气胸是由于利器或肋骨断端刺破胸膜、肺、支气管或食管后，空气进入胸腔所造成。根据脏层胸膜破裂口的情况，气胸分为三种。

（1）闭合性气胸　伤口伤道已闭，胸膜腔与大气不相通。

（2）开放性气胸　胸膜腔与大气相通，可造成纵隔扑动。吸气时，健侧胸膜腔负压升高，与伤侧压力差增大，纵隔向健侧移位；呼气时，两侧胸膜腔压力差减少，纵隔移向正常位置，这样纵隔随呼吸来回摆动的现象，称为纵隔扑动。

（3）张力性气胸　有受伤的组织起活瓣作用，空气只能入不能出，胸膜腔内压不断增高，如抢救不及时，可因急性呼吸衰竭而死亡。

二、护理评估

1.临床症状评估与观察

（1）闭合性气胸　小的气胸多无症状。超过30％的气胸，可有胸闷及呼吸困难，气管及心脏向健侧偏移，患侧叩诊呈鼓音，呼吸渐弱，严重者有皮下气肿及纵隔气肿。

（2）开放性气胸　患者有明显的呼吸困难及发绀，空气进入伤口发出"嘶嘶"的响声。

（3）张力性气胸　重度呼吸困难、发绀，常有休克，颈部及纵隔皮下气肿明显。

2. 辅助检查

根据上述指征，结合 X 线胸片即可确诊，必要时做患侧第 2 肋间穿刺，常能确诊。

三、护理诊断

（1）低效性呼吸形态　低效性呼吸形态与胸壁完全受损及可能合并有肺实质损伤有关。

（2）疼痛　疼痛与胸部伤口及胸腔引流管刺激有关。

（3）恐惧　恐惧与呼吸窘迫有关。

（4）有感染的危险　感染与污染伤口有关。

四、护理措施

1. 维持或恢复正常的呼吸功能

（1）半卧位，卧床休息　膈肌下降利于肺复张、疼痛减轻及增加非必要的氧气需要量。

（2）吸氧　根据缺氧状态给予鼻导管及面罩吸氧，并及时发现患者有无胸闷、气短、烦躁、发绀等缺氧症状以及皮肤、黏膜的情况。

（3）协助患者翻身，鼓励其深呼吸及咳痰，及时排出痰液，可给予雾化吸入及化痰药，必要时吸痰，排出呼吸道分泌物，预防肺不张及肺炎的发生。

2. 皮下气肿的护理

皮下气肿在胸腔闭式引流第 3～7 天可自行吸收，也可用粗针头做局部皮下穿刺，挤压放气。纵隔气肿加重时，要在胸骨柄切迹上做一 2cm的横行小切口。

3. 胸腔引流管的护理

（1）体位　半卧位，利于呼吸和引流。鼓励患者进行有效的咳嗽和深呼吸运动，利于积液排出，恢复胸膜腔负压，使肺复张。

（2）妥善固定　下床活动时，引流瓶位置应低于膝关节，运送患者时双钳夹管。引流管末端应在水平线下 2～3cm，保持密封。

（3）保持引流通畅　闭式引流主要靠重力引流，水封瓶液面应低于引流管胸腔出口平面 60cm，任何情况下不得高于胸腔，以免引流液逆流造成感染；高于胸腔时，引流管要夹闭；定时挤压引流管以免阻塞；水柱波动反应残腔的大小与胸腔内负压的大小，其正常时上下可波动 4～6cm。如无波动，患者出现胸闷气促、气管向健侧移位等肺受压的症状，应疑为引流管被血块堵塞，应挤捏或用负压间断抽吸引流瓶短玻璃管，促使其通畅，并通知医生。

（4）观察记录　观察引流液的量、性状、颜色、水柱波动范围，并准确记录。若引流量多≥200mL/h，并持续 2～3h，颜色为鲜红色或红色，性质较黏稠、易凝血则疑为胸腔内有活动性出血，应立即报告医生，必要时开胸止血。每天更换水封瓶并记录引流量。

（5）保持管道的密闭和无菌　使用前注意引流装置是否密封，胸壁伤口、管口周围用油纱布包裹严密，更换引流瓶时双钳夹管，严格执行无菌操作。

（6）脱管处理　如引流管从胸腔滑脱，立即用手捏闭伤口处皮肤，消毒后油纱封闭伤口协助医生做进一步处理。

（7）拔管护理　24h 引流液＜50mL，脓液＜10mL，X 线胸片示肺膨胀良好、无漏气，患者无呼吸困难即可拔管。拔管后严密观察患者有无胸闷、憋气呼吸困难、切口漏气、渗液、出血、皮下气肿等症状。

4. 急救处理

（1）积气较多的闭合性气胸　经锁骨中线第 2 肋间行胸膜腔穿刺，或行胸膜腔闭式引流术，迅速抽尽积气，同时应用抗生素预防感染。

（2）开放性气胸　用无菌凡士林纱布加厚敷料封闭伤口，再用宽胶布或胸带包扎固定，使其转变成闭合性气胸，然后穿刺胸膜腔抽气减压，解除呼吸困难。

（3）张力性气胸　立即减压排气。在危急情况下可用一粗针头在伤侧第 2 肋间锁骨中线处刺入胸膜腔，尾部扎一橡胶手指套，将指套顶端剪一约 1cm 开口起活瓣作用。

5. 预防感染

（1）密切观察体温变化，每 4h 测体温一次。

（2）有开放性气胸者，应配合医生及时清创缝合。更换伤口及引流瓶应严格无菌操作。

（3）遵医嘱合理应用化痰药及抗生素。

6. 健康指导

（1）教会或指导患者腹式呼吸及有效排痰。

（2）加强体育锻炼，增加肺活量和机体抵抗力。

第三节 血胸

一、概述

胸部穿透性或非穿透性创伤，由于损伤了肋间或乳内血管、肺实质、心脏或大血管而形成血胸。成人胸腔内积血量在 0.5L 以下，称为少量血胸；积血 0.5～1L 为中量血胸；胸积血 1L 以上，称为大量血胸。内出血的速度和量取决于出血伤口的部位及大小。肺实质的出血常常能自行停止，但心脏或其他动脉出血需要外科修补。

二、护理评估

1. 临床症状的评估与观察

患者多因失血过多处于休克状态；胸膜腔内积血压迫肺及纵隔，导致呼吸系统循环障碍；患者严重缺氧。血胸还可能继发感染引起中毒性休克，如合并气胸，则上胸部叩诊鼓音、下胸部叩诊浊音，呼吸音下降或消失。

2. 辅助检查

根据病史体征可做胸穿，如抽出血液即可确诊，行 X 线胸片检查可进一步证实。

三、护理诊断

（1）低效性呼吸形态　与胸壁完全受损及可能合并有肺实质损伤有关。

（2）气体交换障碍　与肺实质损伤及有关。

（3）恐惧　恐惧与呼吸窘迫有关。

（4）有感染的危险　感染与伤口污染有关。

（5）有休克的危险　休克与有效循环血量缺失及其他应激生理反应有关。

四、护理措施

1. 维持有效呼吸

（1）半卧位，卧床休息　膈肌下降利于肺复张、减轻疼痛及非必要的氧气需要量。如有休克应采取中凹卧位。

（2）吸氧　根据缺氧状态给予鼻导管及面罩吸氧，并及时发现患者有无胸闷、气短、烦躁、发绀等缺氧症状以及皮肤、黏膜的情况。

（3）协助患者翻身，鼓励深呼吸及咳痰　为及时排出痰液可给予雾化吸入及化痰药，必要时吸痰以排出呼吸道分泌物，预防肺不张及肺炎的发生。

2. 维持正常心排血量

（1）迅速建立静脉通路，保证通畅。

（2）在监测中心静脉压的前提下，遵医嘱快速输液、输血、给予血管活性药物等综合抗休克治疗。

（3）严密观察胸腔内出血征象　脉搏增快，血压下降；补液后血压虽短暂上升，又迅速下降；胸腔闭式引流量＞200mL/h，并持续 2～3h，必要时开胸止血。

3. 病情观察

（1）严密监测生命体征，注意神志、瞳孔、呼吸的变化。

（2）抗休克　观察是否有休克的征象及症状，如皮肤苍白、湿冷，烦躁不安，血压过低、脉搏浅快等情形。若有立即通知医生并安置一条以上的静脉通路输血、补液，并严密监测病情变化。

（3）如出现心脏压塞（呼吸困难、心前区疼痛、面色苍白、心音遥远）应立即抢救。

4. 胸腔引流管的护理

严密观察失血量，补足失血及预防感染。如有进行性失血、生命体征恶化，应做开胸止血手术，清除血块以减少日后粘连。

5. 心理护理

（1）提供安静舒适的环境。

（2）活动与休息　保证充足睡眠，劳逸结合，逐渐增加活动量。

（3）保持排便通畅，不宜下蹲过久。

第七章

普外科疾病患者的护理

第一节 腹外疝

一、概述

腹腔内的脏器或组织连同腹膜壁层，经腹壁薄弱点或孔隙，向体表突出而形成的包块，称腹外疝。腹外疝根据其发生部位分为腹股沟疝（腹股沟斜疝、腹股沟直疝）、股疝、脐疝、切口疝、白线疝等。其中以腹股沟疝最多见，占全部腹外疝的 $75\% \sim 90\%$。腹股沟疝男性发病率明显高于女性，两者之比为 15：1。

（一）病因

腹壁强度降低和腹内压力增高是腹外疝发病的两个主要原因。

1. 腹壁强度降低

（1）先天性因素 在胚胎发育过程中，某些器官或组织穿过腹壁造成局部腹壁强度降低，如精索或子宫圆韧带穿过的腹股沟管、股动脉与股静脉穿过的股环、脐血管穿过的脐环及腹股沟三角区均为腹壁薄弱区。

（2）后天性因素 因腹部手术切口愈合不良、腹壁外伤或感染造成的腹壁缺损、年老体弱或过度肥胖造成的腹壁肌肉萎缩，均可导致腹壁强度降低。

2. 腹内压力增高

腹内压力增高是腹外疝形成的重要诱因。慢性咳嗽、便秘、排尿困难、腹水、妊娠、举重、婴儿经常啼哭等是引起腹内压力增高的常见原因。

（二）病理解剖

典型腹外疝由疝环、疝囊、疝内容物和疝外被盖四部分组成。

（1）疝环　腹腔内脏器和组织向体表突出时所通过的腹壁薄弱或缺损处，如腹股沟管的深环、股管的股环等。各种腹外疝常以疝环作为命名依据，如腹股沟疝、股疝等。

（2）疝囊　是壁腹膜从疝环向外突出所形成的囊袋状物，分为疝囊颈、疝囊体和疝囊底三部分，一般呈梨形或半球形。

（3）疝内容物　为突入疝囊的腹腔脏器或组织，以小肠为最多见，大网膜次之，盲肠、阑尾、乙状结肠、横结肠、膀胱等少见。

（4）疝外被盖　为疝囊以外的各层腹壁组织。自外向内，一般包括皮肤、皮下组织、肌肉和筋膜等。

（三）病理类型

腹外疝按病理变化和临床表现分为易复性疝、难复性疝、嵌顿性疝和绞窄性疝四种类型。

（1）易复性疝　当患者站立或腹内压增高时，疝内容物进入疝囊。平卧或用手推送疝块时，疝内容物很容易回纳腹腔，称易复性疝，临床上最为常见，局部除坠胀感外一般无症状。

（2）难复性疝　除坠胀感稍重外，主要特点是疝块部分或全部不能回纳入腹腔，常因疝内容物反复突出。致疝囊颈因摩擦而损伤，并与疝内容物产生粘连所致。另有少数病程较长的疝，疝内容物进入疝囊并成为疝囊壁的一部分，称为滑动性疝，也属难复性疝。

（3）嵌顿性疝　常发生在强体力劳动或用力排便等腹内压骤增时。表现为疝块突然增大，伴有明显胀痛。平卧或用手推送不能使疝块回纳。触诊肿块紧张发硬，且有明显触痛。嵌顿内容物如为大网膜，局部疼痛常较轻微；如为肠襻，不但局部疼痛明显，还可有腹痛、恶心、呕吐、腹胀、停止排便和排气等机械性肠梗阻的表现。

（4）绞窄性疝　嵌顿性疝如不能及时解除，疝内容物因血供障碍发生变性坏死，即形成绞窄性疝，临床症状多较严重。若绞窄内容物为肠管，则出现肠系膜动脉搏动消失，肠壁逐渐失去光泽、弹性和蠕动能力。绞窄时间较长者，由于疝内容物发生坏死感染，侵及周围组织，可引起疝外被盖组织的急性炎症，严重者可有脓毒症的表现。嵌顿性疝和绞窄性疝实际上是同一个病理过程的两个不同阶段，临床上很难截然区分。

（四）常见腹外疝

根据疝所处位置不同，分为腹股沟疝、股疝、脐疝、切口疝、腹白线疝等。

1. 腹股沟疝

根据疝内容物疝出的途径不同，腹股沟疝分为腹股沟斜疝和腹股沟直疝两种。

（1）腹股沟斜疝　指疝囊经过腹壁下动脉外侧的腹股沟管深环（腹环、内环）突出，向内、向下、向前斜行经腹股沟管，再穿出腹股沟管浅环（皮下环、外环），并可进入阴囊。最为常见，占腹股沟疝的 95%，多见于儿童与青壮年男性，右侧多于左侧。

（2）腹股沟直疝　疝囊经过腹壁下动脉内侧直疝三角区直接由后向前突出，不经内环，也不进入阴囊，仅占腹股沟疝的 5%，老年人多见。

2. 股疝

腹内脏器或组织通过股环、经股管向股部的卵圆窝突出的疝，发生率仅次于腹股沟疝，居第 2 位，约占腹外疝的 5%，多见于中年以上的经产妇女，由于女性骨盆较宽、联合肌腱和腔隙韧带薄弱，以致股管口宽大松弛，当腹内压增高时易发生股疝，易发生嵌顿，多见于多胎妊娠的妇女。

3. 脐疝

在脐环没有完全闭锁或脐部瘢痕组织薄弱、腹内压增加（如经常啼哭、便秘、妊娠、腹水等）的情况下，内脏可以从脐部突出而形成脑疝。临床上分为婴儿脐疝和成人脐疝两种。婴儿脐疝极少发生嵌顿和绞窄。成人脐疝由于疝环一般较小，周围瘢痕组织较坚韧，常为难复性，较易发生嵌顿和绞窄。

4. 切口疝

腹腔内器官或组织自腹部手术切口瘢痕突出的疝。切口疝最常发生于腹部纵向切口。切口疝的疝环一般比较宽大，很少发生嵌顿。

二、护理评估

（一）健康史

了解有无腹部外伤或手术史，是否可能造成腹壁缺损、腹壁神经损伤或腹壁薄弱；是否存在年老体弱、过度肥胖、糖尿病等腹壁肌肉萎缩的因素；详细询问可能导致腹内压增高的病史，如慢性咳嗽、习惯性便秘、前列腺增生等，找出引起腹内压增高的原因。

（二）临床表现

1. 腹股沟斜疝

肿块呈梨形，平卧或用手将肿块向腹腔推送，肿块可向腹腔内还纳而消失。还纳后用手指通过阴囊皮肤伸入浅环，可感浅环松弛扩大，嘱患者咳嗽，指尖有冲击感。用手指经腹壁皮肤压迫深环，让患者站立并咳嗽，肿块不再出现；将手指松开，则肿块又出现。疝内容物如为肠襻，触诊肿块表面光滑，较软，叩诊呈鼓音，听诊有肠鸣音；如为大网膜则叩诊呈浊音。当发生嵌顿时，表现为突然出现的局部痛性包块或原有的小包块突然增大并伴有剧烈疼痛，平卧或用手推送不能使疝内容物还纳，疝块紧张发硬，有触痛。当出现绞窄时，局部有红、肿、热、痛等急性炎症表现，若疝内容物坏死穿孔可引起局部蜂窝织炎或腹膜炎的表现，甚至发生感染性休克。阴囊透光试验阴性。

2. 腹股沟直疝

常见于年老体弱者。主要表现为患者站立或腹内压增高时，在腹股沟内侧，耻骨结节外上方出现一半球形肿块，不伴疼痛和其他症状。平卧后疝块多能自行消失，不需用手推送复位，极少发生嵌顿。疝内容物不进入阴囊。疝块还纳后指压腹股沟管深环，不能阻止疝块出现。

3. 股疝

疝块一般较小，早期多无明显症状，尤其是肥胖患者难以察觉。部分患者在站立、行走或腹内压增高时，在股部隐静脉裂孔处出现一半球形肿块，质软，有轻度胀痛感。嵌顿时若为大网膜表现为局部肿块不能回纳而有触痛；若为肠管则出现腹部阵发性疼痛或持续性疼痛阵发性加重，伴有恶心、呕吐、肛门停止排气等急性肠梗阻表现。一旦发生嵌顿可迅速发展为绞窄性疝。

4. 脐疝

婴儿脐疝表现为在哭泣或用力排便、站立时，脐部肿块增大，紧张，平卧后肿块消失，很少发生嵌顿。成人脐环狭小容易发生嵌顿和绞窄，肿块不能完全回纳，如发生嵌顿可出现腹痛、恶心、呕吐等症状。

（三）心理状态

患者常因疝块反复突出影响工作和生活而感到焦虑不安。

（四）辅助检查

了解阴囊透光试验结果，若为鞘膜积液，多为透光（阳性），而疝块不能透光；周围血白细胞计数和中性粒细胞比例是否升高；粪便检查是否显示隐血试验阳性或见白细胞；X线检查是否有肠梗阻表现。

三、护理诊断

（1）疼痛　与疝块嵌顿或绞窄及手术创伤有关。
（2）知识缺乏　缺乏预防腹外疝复发的有关知识。
（3）体液不足　与嵌顿性疝或绞窄性疝引起的机械性肠梗阻有关。
（4）潜在并发症　术后阴囊血肿、切口感染。

四、护理措施

（一）非手术疗法及术前护理

（1）休息　疝块较大者应多卧床休息以减少活动，离床时应用疝带压住疝环，避免疝内容物脱出而造成嵌顿。
（2）避免腹内压增高　除紧急手术外，术前如有咳嗽、便秘、排尿困难等引起腹内压增高的因素均给予相应处理，待症状控制后再择期手术。术前患者戒烟2周；注意保暖，防止着凉感冒；多饮水，多吃蔬菜等粗纤维食物，保持大便通畅。
（3）观察腹部情况　患者如出现腹痛，伴疝块突然增大、紧张发硬且触痛明显，平卧时不能还纳腹腔应警惕嵌顿疝的发生。
（4）准备　术前嘱患者沐浴，按规定的范围严格备皮，防止切口感染。手术前晚应灌肠，清洁肠内粪便，以防止术后腹胀及便秘。患者进入手术室前嘱其排尽尿液。防止术中损伤膀胱。
（5）急诊手术前护理　嵌顿性或绞窄性腹外疝，尤其是合并急性肠梗阻的患者，往往有脱水、酸中毒和全身中毒症状。甚至发生感染性休克，此时应紧急手术治疗，应立即嘱患者禁饮食，遵医嘱给予输液、抗感染、胃肠减压，纠正体液平衡失调，并做好急诊常规术前准备。

（二）术后护理

（1）体位　术后取仰卧位3日，膝下垫一软枕，使膝关节、髋关节微屈，以松弛腹股沟区的切口张力，减小腹腔内压力，有利于伤口愈合和减轻切口疼痛。

（2）饮食　术后6～12h如患者无恶心、呕吐等症状可进流质饮食，逐步改为半流质饮食、普通饮食。行肠切除吻合术者术后应禁食，待胃肠道功能恢复后才可进流质饮食，再逐步过渡到半流质饮食。

（3）活动　术后3～6日可离床活动，这样既能保证手术切口愈合的牢固，又可避免腹内压的增高。采用无张力疝修补术的患者可以于术后第2日离床活动，但年老体弱、复发性疝、绞窄性疝、巨大疝患者应推迟下床活动时间。卧床期间要加强生活护理。

（4）预防阴囊血肿　术后24h患者平卧时可在切口部位用沙袋（重0.5kg）压迫，以减轻渗血。用"丁"字带托起阴囊或在阴囊下方垫一小软枕抬高阴囊，有利于静脉、淋巴回流，防止阴囊积血积液。如已形成阴囊血肿，应协助医师进行穿刺抽血并加压包扎。

（5）预防感染　应保持切口敷料清洁、干燥，避免大小便污染，尤其是婴儿应加强护理。如发现敷料污染或脱落应及时更换。绞窄性疝手术后易发生腹腔或切口感染，应放置引流管并保持引流通畅，术后常规使用抗生素，注意观察体温、脉搏的变化，引流物的性质和量。腹部情况及切口有无红肿、疼痛等，一旦出现感染征象应尽早处理。

（6）防止腹内压增高　剧烈咳嗽和用力排便均可使腹内压增高，因此术后应注意保暖，以防受凉引起咳嗽。如有咳嗽除遵医嘱应用药物治疗外，还应指导患者在咳嗽时用手掌按压切口，以减小切口张力。保持排便通畅，如有便秘应及时给予通便药处理。

（三）健康教育

（1）患者出院后应适当休息，3个月内不得参加重体力劳动或提举重物。

（2）积极预防和治疗引起腹内压增高的因素，如慢性咳嗽、习惯性便秘、排尿困难、腹水等。

（3）如出现腹外疝复发，应及时诊治。

第二节 原发性肝癌

一、概述

原发性肝癌是指肝细胞或肝内胆管上皮细胞发生的肿瘤，我国以肝细胞癌为多见，病死率在恶性肿瘤中列第 4 位。本病可发生在任何年龄，以40～49 岁为最多，男女之比为（2～5）：1。原发性肝癌的病因和发病机制尚未完全清楚，近年研究认为，乙型和丙型病毒性肝炎病毒、黄曲霉毒素和其他化学致癌物质与肝癌的发病关系密切。

（一）临床特点

本病起病隐匿，早期缺乏典型症状（经甲胎蛋白普查检出的早期病例可无任何症状和体征，称亚急性肝癌）。自行就诊患者多属中晚期，常有肝区疼痛、食欲减退、乏力、消瘦、肝大等症状。

1. 肝区疼痛

最常见，间歇或持续性，钝痛或胀痛，由癌肿迅速生长使包膜绷紧所致。肿瘤侵犯膈肌，疼痛可放射至右肩或右背。向右后下方生长的肿瘤可致右腰疼痛。突然发生的剧烈肝区疼痛或腹痛提示有癌结节的破裂出血，如有腹水、腹膜刺激征和休克的体征则提示向腹腔破溃。

2. 消化道症状

食欲减退、腹胀、恶心、呕吐，因缺乏特异性而易被忽视。腹水或门静脉癌栓可导致腹胀、腹泻等症状。

3. 乏力、消瘦、全身衰弱

晚期少数患者可呈恶病质状态。

4. 发热

一般为低热，偶达 39℃ 以上，呈持续性或午后低热或弛张型高热。发热与癌肿坏死产物吸收有关。有时癌肿压迫或侵犯胆管可并发胆管感染而引起发热。

5. 全身症状

如发热、乏力、消瘦、衰竭，晚期出现恶病质。可有出血倾向，如鼻出血、齿龈出血和皮下瘀斑等，部分患者可因门静脉高压而食管胃底静脉曲张而出现呕血和黑便。肝外转移可以发生相应的症状，肺转移表现为咯血、气短，骨转移以骨痛为主等。

6.肝大

进行性肝大为最常见的特征性体征之一。肝脏质地坚硬，表面及边缘不规则，常呈结节状，少数肿瘤深埋于肝实质内者则肝表面光滑，伴或不伴明显的压痛。肝右叶膈面癌肿可使右侧膈肌明显抬高。

（二）辅助检查

1.血清肿瘤标志物测定

（1）甲胎球蛋白（AFP）测定　为肝癌最好的定性诊断方法。国内根据甲胎球蛋白诊断肝癌的标准：甲胎球蛋白＞400μg/L，排除妊娠、生殖系胚胎原性肿瘤、活动性肝病及转移性肝癌，体检触及肿大、坚硬及有大结节状肿块的肝脏，或影像学检查有肝癌特征的占位性病变；甲胎球蛋白＜400μg/L，能排除妊娠、生殖系胚胎原性肿瘤、活动性肝病及转移性肝癌，并有两种影像学检查有肝癌特征的占位性病变，或有两种其他的肝癌标志物（γ-CCT 同工酶 II、血浆异常凝血酶原等）阳性及一种影像学检查有肝癌特征的占位性病变。

（2）其他标志物测定　均为非特异性，主要作为 AFP 阴性肝癌的辅助诊断。γ-谷氨酰转肽酶同工酶 I，检测肝癌阳性率 90%，转移性肝癌阳性率也达 90%。血浆异常凝血酶原阳性率为 67%～94%，但特异性问题上尚有不同看法。甲胎球蛋白变异体检测豌豆凝集素结合型甲胎球蛋白（AFP-R-PSA），若以＞25% 为界诊断肝癌，阳性率为 82.3%，良性活动性肝病为 5.5%，因此，有助于鉴别诊断。

2.影像学检查

（1）单光子发射断层扫描　灵敏度比不上 B 超、CT、MRI 等，且缺乏定性作用。只有在鉴别肝癌和肝血管瘤时，做放射性核素血池填充扫描，有助于区分两者的诊断。

（2）B 超　为最简便和有效的检查方法，可分辨直径 1cm 的肝癌结节，可作为早期肝癌定位诊断的首选。用于检查肝癌与周围组织的关系，与肝囊肿和肝海绵状血管瘤进行鉴别，还可在 B 超引导下做肝穿刺或肿瘤局部治疗。

（3）选择性腹腔动脉或肝动脉造影　属损伤性检查，分辨低限为 1～2cm，对多血管小肝癌可显示 0.5cm 大小的病变。采用计算机减影动脉造影机（DSA），使血管显示更为清晰。但对少血管或左叶病变显示不良，并对肝肾功能损害和碘过敏者禁忌。

（4）CT检查　分辨低限为2cm，动态增强扫描时，早期肝癌病灶呈高密度，其后密度很快下降呈低密度，是肝癌影像学的特征表现之一。应用动态增强扫描还有助于与其他肝脏占位性病灶进行鉴别。

（5）MRI检查　一般无须注射造影剂，灵敏度和CT一样，可检出直径2cm以上的肝癌病灶，T_1加权显示低信号强度，T_2加权显示不均匀的高强度信号。无放射线，对软组织分辨率优于CT。

（6）肝动脉造影　多用于其他影像学方法不能明确诊断的肝癌或行化学栓塞治疗。

（7）X线胸片和（或）透视　可见右膈抬高，运动受限，有局限性隆起时，提示肿瘤在右叶顶部，同时还可发现肺转移灶。

二、护理诊断

（1）舒适的改变　与肝区不适常有被迫体位、肝脏肿胀、牵拉包膜可放射至右肩有关。

（2）绝望　与所患疾病有关。

（3）营养失调　低于机体需要量与进食减少、疾病消耗增多有关。

（4）医护合作问题　意识障碍、上消化道出血、感染。

（5）知识缺乏　缺乏自我保健意识。

三、护理措施

（一）常规护理

（1）心理护理、精神支持　①建立良好的护患关系，深入了解患者内心活动，维护患者的独立与尊严，了解患者对治疗、护理的需求，尽可能给予满足。②给家属以心理支持和具体指导，使家属保持镇静，并配合诊疗，根据患者情况，必要时采取保护性医疗措施。③鼓励患者，使患者树立信心，延长其存活期，提高生命质量。

（2）饮食护理　安排良好的进食环境，注意口腔护理，促进患者食欲。疼痛剧烈时应暂停进食，待疼痛减轻再进食。有恶心、呕吐时，于服用止吐药后进少量食物，增加餐次，尽量增加摄入量。予以高蛋白、适当热量、富含维生素饮食。选择患者喜好的食物种类，烹调方式，以促进食欲，保持环境的温馨、舒适。

（3）密切关注病情发展，注意有无潜在意识障碍、上消化道出血、继发感染。

（4）病房应定时紫外线消毒，减少探视人员，保持室内空气新鲜。

（5）严格遵循无菌原则进行各项操作，防止交叉感染。

（二）专科护理

1.疼痛的护理

①转移注意力，避免患者专注于疼痛。②安排舒适环境，减少引起患者压迫感的因素。③适当予以止痛药，如镇静药或少量地西泮，但必须让患者了解药物不是唯一控制疼痛的方法，鼓励患者自我控制。④预防其他感染引起的疼痛。

2.用药护理

①遵医嘱应用抗肿瘤的化学药物，注意观察药物的疗效，及时发现和处理不良反应，如胃肠道反应、骨髓抑制等。②鼓励患者保持积极的心态，配合并坚持完成化疗。③做好肝动脉栓塞化疗患者的术前及术后护理。术前向患者解释有关治疗的方法、步骤及效果，使患者做到心中有数，以减少患者对手术的疑虑，配合手术。术后因肝动脉供血量突然减少，可发生栓塞后综合征，如腹痛、发热、恶心、呕吐、血清白蛋白降低、肝功能异常等改变，应做好相应护理；术后禁食2～3天，逐渐过渡到流质饮食，注意少食多餐，以减少恶心、呕吐，同时避免因食物的消化吸收过程消耗门静脉含氧量；注意局部有无出血，如发现肝性脑病前驱症状等，应配合医师及时处理，术后应观察体温变化，高热患者应及时采取降温措施，避免机体消耗增加，鼓励患者深呼吸和及时排痰，预防肺部感染，必要时吸氧，以提高血氧分压，利于肝细胞的代谢，栓塞术1周后，因肝脏缺血，影响肝糖原储存和蛋白质的合成，应根据医嘱静脉输入白蛋白，适量补充葡萄糖溶液。准确记录出入量，如出汗、尿量和尿密度，为补液提供依据。

3.癌肿破裂出血的护理

癌肿破裂出血是原发性肝癌常见的并发症，少数出血可自行停止，多数患者需要手术止血。对不能手术的晚期患者，可告诫患者尽量避免肿瘤破裂的诱因，如剧烈咳嗽、用力排便等使腹压骤升的动作，加强腹部体征的观察，若原发性肝癌突然主诉腹痛，且伴腹膜刺激征，应高度怀疑肿瘤破裂出血，及时通知医师，积极配合抢救，并稳定患者情绪，做好急诊手术的各项准备。

4.上消化道出血的护理

上消化道出血是晚期肝癌伴肝硬化患者的常见并发症。护理措施：

①指导患者保持情绪稳定，生活有规律。②以少粗纤维的饮食为主，忌浓茶、咖啡、辛辣等刺激性食物，以免诱发出血。③加强肝功能的监测，及时纠正或控制出凝血功能的异常，必要时遵医嘱输注新鲜血液或凝血因子复合物等。④发生上消化道出血，若出血量少，可采取禁食、休息及应用止血药等方法；出血量多，应在输血、补充血容量的同时使用三腔双囊管压迫止血，经内镜或手术止血。

5. 感染的护理

①密切观察患者的体温、脉搏、呼吸，询问有无咽痛、咳嗽、腹泻、排尿异常等不适。②病房应定期用紫外线消毒，减少探视人员，保持室内空气新鲜。③应注意休息，避免劳累。④应进食高蛋白、富含维生素、适量热量、易消化饮食，多食蔬菜、水果。⑤对症护理，指导或协助患者做好皮肤、口腔护理；注意会阴部及肛门部的清洁，减少感染机会；出现呼吸道、肠道、泌尿道等部位感染时应遵医嘱及时用药控制，各项护理工作应严格遵循无菌原则进行操作，防止交叉感染。

6. 压疮的护理

①协助患者活动，协助不能活动的患者翻身，每2h1次。稍能活动的患者鼓励其在床上活动，或在家属帮助下进行肢体锻炼。②指导患者正确的翻身方法，勿拖动，以免摩擦导致皮肤破损。③久卧或久坐时，应在骨突处置小垫，可用纱布垫架空足跟，以防局部受压。④保持皮肤清洁，每天用温水拭净皮肤，及时更换被排泄物和汗液污染的衣服。⑤皮肤干燥者可用滋润霜涂搽。⑥保证充足的营养，给予高蛋白、高热量饮食，不能进食者可鼻饲或静脉补充营养。

7. 肝区疼痛的护理

①注意疼痛发作的时间、部位、性质、程度，疼痛伴随的症状，如恶心、呕吐及有无发热等。②卧床休息，适当活动，但要避免疲劳。③病室环境要整洁、安静、舒适，温、湿度适宜。④应给予高蛋白、富含维生素、适当热量、易消化饮食，避免摄入高脂肪食物。⑤疼痛的护理，最新的镇痛方式为患者自控镇痛，即应用特制泵，连续性输注镇痛药。患者可以自行控制，采取间歇性投药。给药途径包括静脉、皮下、椎管内。此方式用药灵活，可以克服投药的不及时性，降低患者对镇痛药的要求及总需要量和对专业人员的依赖性，增强患者自我照顾和自主能力以及对疼痛控制的能力。按三级镇痛的方法应用镇痛药。第一阶段，从非阿片类镇痛药开始，如阿司匹林、布桂嗪（强痛定）、奈福泮（平痛新）、吲哚美辛（消炎痛）等；第二阶段，若第一阶段药物不能缓解，加弱阿片类镇痛药，如

可待因、丙氧氨酚等；第三阶段，若疼痛剧烈，则可用强阿片类镇痛药，如哌替啶（度冷丁）、吗啡（美施康定）等。现在有一种新型贴剂芬太尼（多瑞吉），镇痛效果可达到72h，指导患者减轻疼痛的方法，疼痛时尽量深呼吸，以胸式呼吸为主，减轻腹部压力刺激。取患侧卧位及半卧位，可减轻腹壁紧张，减轻疼痛，局部轻轻按摩，不可用力，防止肿块破裂或扩散，保持排便通畅，减轻腹胀，以免诱发疼痛。鼓励患者保持情绪稳定，因焦虑的情绪易加深疼痛。转移患者注意力，可读小说、漫画等分散注意力，正确可靠地评估患者的疼痛，其内容包括疼痛的程度、部位、性质、发作情况及并发症状等。评估时，除了解身体因素外，还必须注意心理、社会及经济等诸多因素的影响。

8. 肝性脑病的护理

肝性脑病常发生于肝功能失代偿或濒临失代偿的原发性肝癌患者。对患者加强生命体征和意识状态的观察，若出现性格行为变化，如欣快感、表情淡漠或扑翼样震颤等前驱症状及时通知医师，给予以下措施：①避免肝性脑病的诱因，如上消化道出血、高蛋白饮食、感染、便秘、应用麻醉镇静催眠药、大量放腹腔积液及手术等。②禁用肥皂水灌肠，可用生理盐水或弱酸性溶液（如食醋30mL加入生理盐水100mL），使肠道保持为酸性。③口服新霉素或卡那霉素，以抑制肠道细菌繁殖，有效减少氨的产生。④使用降血氨药物，如谷氨酸钾或谷氨酸钠静脉滴注。⑤给予富含支链氨基酸的制剂或溶液，以纠正支链/芳香族氨基酸比例失调。⑥肝性脑病患者限制蛋白质摄入，以减少氨的来源。⑦便秘者可口服乳果糖，促使肠道内氨的排出。

9. 介入治疗的护理

（1）向患者解释介入治疗的目的、方法及治疗的重要性和优点，帮助患者消除紧张、恐惧的心理，争取主动配合。注意出凝血时间、血象、肝肾功能、心电图等检查结果，判断有无禁忌证。术前禁食4h，备好一切所需物品及药品，检查导管的质量，防止术中出现断裂、脱落或漏液等。

（2）预防出血 术后嘱患者平卧位，穿刺处用1～2kg沙袋固定压迫止血，尽量减少搬动。嘱患者绝对卧床24h，患肢制动8h，术侧下肢禁止屈髋，无出血方可稍活动下肢。要注意观察穿刺部位敷料有无渗血，局部有无血肿或血栓形成。

（3）导管护理 妥善固定和维护导管，严格遵守无菌原则，每次注药前消毒导管，注药后用无菌纱布包扎，防止细菌沿导管发生逆行感染。为防止导管堵塞，注药后用肝素稀释液2～3mL（25U/mL）冲洗导管。

（4）介入术后综合征的护理　肝动脉栓塞化疗后多数患者可出现发热、肝区疼痛、恶心、呕吐、心悸、白细胞计数减少等，称栓塞后综合征。若体温＞38.5℃，可予物理、药物降温。肝区疼痛可适当给予镇痛药。恶心、呕吐可给予甲氧氯普胺（胃复安）、氯丙嗪等。当白细胞计数＜$4×10^9$/L时，应暂停化疗，并应用升白细胞药物。

（5）并发症防治　密切观察生命体征和腹部体征，若因胃、胆、胰、脾动脉栓塞而出现上消化道出血及胆囊坏死等并发症应及时通知医师，并协助处理。肝动脉栓塞化疗可造成肝细胞坏死，加重肝功能损害，应注意观察患者的意识状态、黄疸程度，注意补充高糖、高能量营养素，积极给予保肝治疗，防止肝衰竭。介入治疗后嘱患者大量饮水，减轻化疗药物对肾的不良反应，观察排尿情况。

（6）药物过敏　若出现血压下降、脉搏细数、大汗淋漓，应立即给予平卧、保暖，皮下注射肾上腺素1mg，静脉推注地塞米松5mg，氧气吸入等。

（7）拔管护理　拔管后局部加压15min，卧床24h，防止局部出血。

（三）病情观察

（1）观察患者有无腹痛、腹胀、腹泻情况，肝区疼痛的性质、部位、程度、持续时间，有无恶心、呕吐症状及强迫体位。

（2）密切注意肝性脑病的早期征象，如患者有无冷漠或欣快，理解力和近期记忆力减退，行为异常以及扑翼样震颤。

（3）监测并记录患者血压、脉搏、呼吸、体重及瞳孔的变化。

（4）定期复查血氨，肝、肾功能，电解质变化，有情况及时协助医师进行处理。

（5）有无门静脉高压所致的出血现象，如肠鸣音情况，有无黑便、呕血、便潜血等。

（6）观察患者皮肤的完整性和躯体活动能力。

（7）观察患者进食情况及营养状态。

（四）健康指导

（1）注意饮食及饮水卫生，做好粮食保管，防霉去毒，保护水源，防止污染。积极宣传和普及肝癌的预防知识，定期对肝癌高发区人群进行普查，以预防肝癌发生和早期诊治肝癌。

（2）指导患者合理进食，饮食宜少食多餐，多食营养丰富、均衡和富含维生素的食物，避免摄入高脂肪、高热量和刺激性食物，以清淡、易消化为宜。伴有腹腔积液、水肿者，应严格控制水、食盐摄入量。若有肝性脑病倾向，应减少蛋白质的摄入。戒烟、戒酒，减少对肝脏的损害。

（3）按医嘱服药，忌服对肝脏有损害的药物。戒烟、酒。指导疼痛放松疗法，正确使用镇痛药物。定期放疗和化疗，定期复查血常规，根据病情发展随时调整治疗方案。

（4）指导患者保持乐观情绪，建立积极的生活方式，增加精神支持。保持生活规律，注意劳逸结合，避免情绪剧烈波动和劳累，以减少肝糖原的分解，减少乳酸和血氨的产生。有条件者参加社会性抗癌组织活动，增强精神支持力量，以提高机体抗肿瘤功能。

（5）指导术后恢复功能锻炼并讲解其目的、意义。进行有效深呼吸、咳嗽、咳痰、吹纸训练，进行轻度谨慎肺叩击，防止肺部感染。注意置胃管、禁食者的口腔卫生，防止口腔感染。向患者解释放置各种导管的目的、注意事项。

（6）每 3～6 个月复查 1 次，若出现进行性消瘦、贫血、乏力、发热等症状及时就医。

第三节　急性胰腺炎

一、概述

急性胰腺炎是常见的外科急腹症之一，是胰酶消化胰腺和其周围组织所引起的炎症。分间质性水肿型胰腺炎和出血坏死性胰腺炎。病因有很多种，主要与胆管疾病或过量饮酒有关。

二、病因及发病机制

（一）病因

（1）机械性　胆管梗阻、胰管梗阻、十二指肠反流、手术等。胆石症是急性胰腺炎发病的两大主因之一，在我国，一半以上的急性胰腺炎患者的诱因为胆石症。胆石症并发急性胰腺炎患者如不解决胆石症的问题，其急性胰腺炎可反复发作。

（2）代谢性　酒精中毒、甲状旁腺功能亢进等。酒精中毒在性胰腺炎的发病中也占重要地位，在整个急性胰腺炎患者中，以酒精中毒和胆石症为病因者可达 80%。

（3）感染性病毒　如腮腺炎病毒、柯萨奇病毒 B、埃可病毒等。

（4）血管性　低血容量休克、结节性多动脉炎等。

（5）药物性　许多药物均与急性胰腺炎的发病有关，其中以糖皮质激素和口服避孕药最重要。

（6）其他病因　肿瘤，包括胰腺癌、壶腹部癌和部分转移性癌；高脂蛋白血症等。

（二）发病机制

（1）胰管梗阻结石（如甲状旁腺功能亢进、恶性肿瘤骨转移）、虫卵肿瘤、胰液蛋白沉积（可由酗酒引起），使胰管出现完全或不完全堵塞，一旦有胰腺分泌过量的情况出现（如暴饮暴食），如过量的分泌物不能通过胰管及时排泄，则会使胰管内压力增高而胀破胰管，胰液流入胰实质，引起胰腺破坏。

（2）十二指肠液反流　十二指肠腔内压力异常增高（呕吐、肠系膜上动脉压迫综合征）或感染等因素引起肝胰壶腹部括约肌松弛，其诱发急性胰腺炎的机制与上述过程相似。

（3）酒精中毒　酒精性胰腺炎的发病机制仍不很清楚。实验发现，单纯使用酒精并不能引起实验性胰腺炎。胰酶的分泌受胆碱能途径和促胰酶素途径的调节。长期饮酒可明显增强胰腺对胆碱能和促胰酶素的反应而引起富含酶的胰液的分泌增加。另外，长期饮酒者的胰腺溶酶体的脆性增加，溶酶体酶可激活胰蛋白酶。

三、临床特点

（1）酗酒或饱餐后出现上腹剧痛，可向左腰背放射。

（2）并发恶心、呕吐、腹胀。

（3）不同程度和范围的腹膜刺激征。

（4）血、尿淀粉酶升高　血清淀粉酶＞500U/L 及尿淀粉酶＞300U/L（Somogyi 法）。

（5）B 超和 CT 可协助确诊。

（6）既往有胆管疾病、高脂血症等病史。

四、护理诊断

1. 恐惧

（1）死亡威胁。

（2）疼痛。

2. 焦虑

（1）病程过长。

（2）病情反复。

（3）预后不清楚。

（4）住院费用高，经济负担重。

3. 疼痛

（1）手术切口。

（2）腹部引流管牵拉。

（3）局部炎症。

（4）切口感染。

4. 自理缺陷

（1）疼痛。

（2）多处置管，如腹部引流管、颈静脉置管、胃管等。

（3）活动无耐力。

（4）腹部存在开放性切口。

5. 清理呼吸道

（1）全麻后痰液黏稠，痰量多。

（2）久病体弱，咳嗽无力。

（3）腹部切口疼痛，不敢咳嗽。

（4）体位不当。

6. 营养失调低于机体需要量

（1）营养物质吸收障碍。

（2）机体消耗大。

（3）长期禁食。

7. 有体液不足的危险

（1）腹腔内、腹膜后间隙大量渗出。

（2）大量液体丢失在第三间隙。

（3）摄入不足。

（4）丢失过多。

（5）持续胃肠减压。

8. 有口腔黏膜改变的危险

（1）禁食时间过长。

（2）体温过高。

（3）营养状况差。

（4）口腔不卫生。

9. 潜在并发症成人呼吸窘迫综合征（ARDS）

（1）肺泡萎缩。

（2）肺间质水肿、出血、灶性肺泡塌陷。

（3）肺不张。

10. 潜在并发症出血

（1）应激性溃疡。

（2）局部组织被胰液侵蚀。

五、护理目标

1. 恐惧

（1）患者能确认恐惧的来源。

（2）患者主诉恐惧感减轻或消失。

（3）患者能正确采用应对恐惧的疗法。

2. 焦虑

（1）患者能说出焦虑的原因。

（2）患者能运用应对焦虑的有效方法。

（3）患者主诉焦虑感减轻或消失。

3. 疼痛

（1）患者主诉疼痛减轻或消失。

（2）患者能运用有效方法减轻疼痛。

4. 自理缺陷

（1）患者生活需要得到满足。

（2）患者未出现相关并发症。

（3）患者在帮助下能进行部分自理活动。

5. 清理呼吸道

（1）患者呼吸道保持通畅。

（2）患者掌握有效咳痰方法。

（3）患者未发生呼吸系统并发症。

6. 营养失调

（1）患者能得到足够的营养素。

（2）患者营养状态好转，体重增加，精神好转。

（3）患者切口愈合速度加快。

7. 体液不足

（1）患者能够积极配合治疗。

（2）患者生命体征正常。

（3）患者主诉舒适感增加。

8. 口腔黏膜改变

（1）患者口腔黏膜维持正常状态。

（2）患者掌握预防口腔感染的方法。

（3）患者能配合医务人员进行口腔清洁。

9. 成人呼吸窘迫综合征

（1）患者或家属能描述 ARDS 的先兆症状。

（2）患者能配合 ARDS 的治疗及护理措施。

10. 出血

（1）患者或家属能描述出血的先兆症状。

（2）出血得到及时妥善处理，患者生命危险程度降至最大限度。

六、护理措施

1. 一般护理

（1）保持病室内空气新鲜，严格无菌操作。

（2）患者绝对卧床休息，禁食水，胃肠减压。

（3）遵医嘱给予止痛药物，如阿托品、丙胺太林，禁用吗啡。

（4）患者由于病情重、术后引流管多，恢复时间长，易产生急躁情绪，因此应关心、体贴、鼓励患者，使其做好心理护理。

2. 术前护理

（1）病情观察　严密观察患者生命体征、神志及皮肤颜色、温度，注意有无休克、呼吸功能不全、肾功能不全等并发症，监测血糖及血钙水平。

（2）禁食水，胃肠减压，引出胃内容物，避免呕吐并减少胃液刺激肠黏膜产生促胰腺分泌激素，使胰腺分泌增多加重自身消化。

（3）应用抑制胰腺分泌的药物。

（4）抗休克治疗　重症胰腺炎在监测中心静脉压和尿量下，补充血容量，补充钾、钙，纠正酸碱平衡紊乱。

（5）抗感染，遵医嘱应用抗生素。

（6）必要时做好术前准备。

3. 术后护理

（1）病情观察，及时发现休克、呼吸功能不全、肾功能不全等征象。

（2）禁食水，胃肠减压，保持引流管通畅，防止扭曲、折叠、阻塞，保持水电解质平衡。

（3）营养护理患者需长期禁食，留置胃管，同时又有多根引流管机体消耗量大，因此要注意补充营养，使机体达到正氮平衡以利于组织修复。营养支持分三个阶段：第一个阶段全肠外营养（TPN）2～3周，以减少对胰腺分泌的刺激；第二个阶段肠道营养（TEN），采用经肠道造瘘口注入要素饮食，3～4周；第三阶段逐步恢复到经口饮食，应做好 TPN 与 TEN 护理，防止并发症。

（4）保持各种引流管通畅，彻底引流渗液和坏死组织以减轻病情，减少并发症的发生。

（5）腹腔灌洗与腹腔冲洗的护理。

① 腹腔灌洗

方法：以生理盐水 1000mL 加庆大霉素 16 万单位 15min 内灌入腹腔，保留 30min 协助翻身放出灌洗液。

护理：观察引流液的性质，如为淡红色或浑浊液或呈洗肉水样，应加强灌洗次数，灌洗液清亮后可减少灌洗次数。记录灌入液的性质及引流液量，每次应准确记录，防止灌洗液潴留腹腔。

皮肤护理：每次灌洗将皮肤擦净并涂以氧化锌软膏保护皮肤。

② 腹腔冲洗

方法：以生理盐水 3000mL 加庆大霉素 24 万单位，经双套管 24h 持续均匀冲洗腹腔，根据引流液性质调节冲洗速度，增加冲洗液量，其余护理同腹腔灌洗。

（6）防止感染观察患者体温及血象变化，遵医嘱应用抗生素，防止感染所致的并发症，做好口腔护理，预防腮腺炎的发生。

第八章
骨科疾病患者的护理

第一节　骨折

一、上肢骨折

（一）肱骨髁上骨折

肱骨远端内外髁上方的骨折可分为伸直型和屈曲型。以伸直型较常见，跌倒时肘关节呈半屈或全身位，手掌着地，间接暴力使骨折远端向后上方移位，以小儿为多。屈曲型骨折少见，多由跌倒时肘关节屈曲，肘后着地，直接暴力使骨折远端向前上方移位。

骨折后，肘关节明显肿胀、压痛、功能障碍，但肘后三角关系维持正常。骨折断端易损伤肱动脉及正中神经功能，发生缺血性肌痉挛。如处理不当，可导致爪形手畸形或遗留肘内翻畸形。

（二）尺桡骨干双骨折

多见于暴力引起的开放性骨折。软组织损伤较为严重，前臂高度肿胀，可见皮下淤血，有成角畸形、骨擦音和反常活动。如损伤前臂肌肉和血管，可引起前臂骨筋膜室综合征。

（三）桡骨下端骨折

多见于中老年有骨质疏松者，多由间接暴力所致。跌倒时，前臂旋前，腕部背伸，手掌着地导致桡骨下端3cm范围内骨折，也称柯雷骨折。骨折后典型的移位是骨折远端向桡侧、背侧移位，侧面观呈现"餐叉"样畸形，正面观呈枪刺刀畸形。

（四）护理措施

1. 一般护理

① 给予高蛋白、高热量、高钙、高铁、高维生素饮食，以供给足够营养。对卧床患者适当增加膳食纤维的摄入，多饮水，防止便秘及肾结石的发生。避免进食牛奶、糖等易产气的食物。

② 建立规律的生活习惯，定时进餐，并根据患者的口味适当调整饮食，尽可能调整营养结构，保证营养的供给。给予患者生活上的照顾，满足患者基本的生活需要，协助其生活起居、饮食，保持室内环境卫生、清洁，以增加患者舒适感。

2. 病情观察

较重的患者要进行生命体征、神志的观察，做好观察记录，及时执行医嘱，给予补液、输血、补充血容量等。必要时监测中心静脉压及记录24h 液体出入量；危重患者应及早送入 ICU 监护。对于意识障碍、呼吸衰竭者，必要时施行气管切开，给予吸氧或人工呼吸。伴发休克时，及时抢救休克。

3. 疼痛护理

除创伤、骨折、手术切口引起的疼痛外，骨折固定不确切、神经血管损伤、伤口感染、组织缺血都会引起疼痛。应针对引起疼痛的不同原因对症处理，受伤24h 内局部冷敷，使血管收缩，减少血液和淋巴液渗出，减轻水肿及疼痛；24h 后局部热敷可减轻肌肉的痉挛、疼痛。受伤肢体应固定，并将患肢抬高，以减轻肿胀引起的疼痛。对疼痛原因明确时，可根据医嘱使用止痛药。执行护理操作时动作要轻柔、准确，避免粗暴剧烈，如移动患者时，应先取得患者配合，在移动过程中，对损伤部位重点托扶保护，缓慢移至舒适体位。维持循环功能，减轻肢体水肿预防感染。

现场急救应注意保护伤口，避免二次污染及细菌进入深层组织，开放性骨折应争取时间，早期实施清创术，给予有效的引流，遵医嘱正确使用抗生素，加强全身营养支持。注意观察伤口情况，有无红、肿、热、痛及波动感，一旦发生感染，应及时报告并协助医生进行伤口处理。

4. 牵引患者的护理

① 维持有效牵引，每天检查牵引装置及效果。检查包扎的松紧度，有无滑脱或松动。应保持牵引锤悬空、滑车灵活。嘱咐患者及家属不要擅

自改变体位，不能随便增减牵引重量。应每日测量两侧肢体的长度，避免发生过度牵引。

② 维持有效血液循环，观察患肢肢端的血液循环有无肿胀、麻木、皮温降低、色泽改变及运动障碍，如发现异常及时通知医生并做出相应的处理。

5. 石膏固定患者的护理

① 对刚刚完成石膏固定的患者应进行床头交接班。

② 石膏绷带包扎后，应待其自然硬化。在石膏未干前，尽量少搬动患者，不要用手指按压，以免石膏向内凸起，压迫局部组织。必须搬动时，应用手掌平托。为使石膏尽快干燥，以免变形，夏天可用电扇吹；冬天用灯烤，灯烤的距离和温度应适宜，以免烫伤患者。

③ 抬高患肢，使患处高于心脏水平 20cm，以利淋巴和静脉回流，减轻肢体肿胀。

④ 保持石膏整洁，勿使尿、便、饮料及食物等污染。如有污染可用毛巾蘸肥皂及清水擦洗干净，擦洗时水不可过多，以免石膏软化变形，严重污染时应及时更换。

⑤ 观察石膏创面有无出血，是否渗到石膏表面，必要时开窗或拆除检查。拆除石膏绷带后用温水清洗患肢，并用凡士林涂擦皮肤。

6. 并发症护理

（1）脂肪栓塞　安排患者采取高坐位卧姿。给予高浓度氧以去除局部的缺氧和脂肪颗粒的表面张力，使用呼吸机以减轻或抑制肺水肿的发生。监测生命体征和动脉血气分析。保持呼吸道通畅。维持体液平衡。遵医嘱使用肾上腺皮质类固醇、抗凝血药等药物对症治疗。

（2）血管、神经损伤及骨筋膜室综合征　对于石膏、夹板等外固定过紧引起患肢肿胀伴有血液循环障碍者，应及时松解，并观察有无血管、神经的损伤；严重肿胀者，要警惕骨筋膜室综合征的发生，及时通知医生做相应的处理。

（3）坠积性肺炎和压疮　对长期卧床的患者定时给予翻身拍背，按摩骨突处，必要时给予气圈或气垫床，并鼓励患者咳嗽、咳痰。

7. 指导功能锻炼

向患者宣传锻炼的意义和方法，解释骨折固定后引起肌萎缩的原因，使者充分认识功能锻炼的重要性，消除思想顾虑，主动运动锻炼。认真制订锻炼计划，并在治疗的过程中，根据患者的全身状况、骨折愈合的进度、功能锻炼后的反应等各项指标不断修订锻炼计划。一切功能活动均须在医护人员指导下进行。活动范围由小到大，次数由少渐多，时间由短至长，强度由弱增强。

8. 心理护理

鼓励患者表达其所担心的问题，稳定患者情绪，多与患者沟通，耐心解释病情和治疗方法，倾听患者的主诉，关心安慰患者，使患者对治疗增强信心和勇气，以最佳心理状态接受治疗。鼓励患者的家庭成员参与患者的护理并提供精神支持。

二、下肢骨折

（一）股骨颈骨折

老年人最常见的损伤之一。当跌倒时，下肢突然扭转臀部着地，暴力沿下肢传导至股骨颈，引起骨折。由于老年人骨骼肌肉退行性变，即使在无明显外伤的情况下也可发生。按骨折发生的部位不同，股骨颈骨折可分为股骨头下骨折、股骨颈骨折和基底骨折。骨折后主要表现为髋部疼痛，不能站立或行走。患肢呈短缩、外旋、屈曲畸形。腹股沟韧带下或大粗隆部肿胀、有瘀斑。股三角和大粗隆部有压痛和叩击痛。股骨头下骨折和经股骨颈骨折易发生骨折不愈合、股骨头坏死。

（二）股骨干骨折

多见于青壮年。常由于股骨干受强大暴力作用而引起骨折。直接暴力可致横断骨折或粉碎性骨折。间接暴力可引起斜性骨折或螺旋骨折。骨折后大腿疼痛、肿胀、畸形、活动障碍，有假关节活动。股骨上 1/3 骨折时，受髂腰肌、臀中肌、臀小肌、髋外旋肌群牵拉使近骨折端呈屈曲、外旋和外展移位；股骨中 1/3 骨折后的移位多与暴力方向有关；股骨下 1/3 骨折受腓肠肌的牵拉向后移位，易损伤股动脉和坐骨神经。

（三）胫腓骨干骨折

指自胫骨平台以下至踝上部位发生的骨折。由于胫骨前方仅有皮肤覆盖，容易发生开放性骨折。多见于青壮年及 10 岁以下儿童。直接暴力可致横断骨折或粉碎性骨折，间接暴力可致斜形或螺旋骨折。儿童多为青枝骨折。局部可有骨折后一般表现。开放性骨折可见外露的骨端。胫骨上 1/3 骨折易压迫腘动脉，引起小腿缺血；胫骨中 1/3 骨折易致骨筋膜室综合征；胫骨中下 1/3 交界处骨折时，易发生骨延迟愈合或骨不愈合。腓骨上端骨折易发生腓总神经损伤。

（四）护理措施

见上肢骨折护理内容。

三、脊柱骨折

（一）概念

脊柱骨折又称脊椎骨折，是一种较严重且复杂的创伤性疾病，其发病率占全身骨折的 5%～6%。脊髓损伤是脊柱骨折的严重并发症，常导致截瘫，造成患者终身残疾，还会继发其他系统并发症，危及患者生命。

脊柱骨折绝大多数由间接暴力引起，少数因直接暴力所致。如自高处坠落，头、肩或足着地，地面对身体的阻挡使身体猛烈屈曲，所产生的垂直分力可导致椎体压缩性骨折。

脊柱骨折可分为多种类型。

1. 根据暴力作用的方向分类

（1）屈曲型损伤　较常见，多发生于胸腰段交界处的椎骨。

（2）伸直型损伤　极少见，如椎弓骨折合并椎体向后脱位。

（3）屈曲旋转型　损伤可发生椎间小关节脱位。

（4）垂直压缩型　可引起胸、腰椎粉碎压缩骨折或寰椎裂开骨折。

2. 根据损伤的程度和部位分类

（1）胸腰椎骨折与脱位　包括椎体单纯压缩骨折、椎体粉碎压缩骨折和椎骨骨折脱位。

（2）颈椎骨折与脱位　包括颈椎半脱位、颈椎椎体骨折、颈椎脱位及寰枢椎骨折与脱位。

（3）附件骨折　常与椎体压缩骨折合并发生，如关节突骨折，椎板、椎弓根、横突和棘突骨折等。

3. 根据骨折的稳定性分类

（1）稳定型骨折　指单纯压缩骨折，不超过椎体原高度的 1/3，骨折无移位。

（2）不稳定型骨折　损伤较为严重，复位后容易移位。

（二）临床表现

受伤局部疼痛、肿胀、畸形，棘突间隙加宽及局部有明显触痛、压痛和叩击痛,脊柱活动胸腰段损伤时,有后突畸形。合并脊髓损伤时,有脊髓损伤的症状和体征。可伴有四肢运动、肌张力、腱反射及括约肌功能异常等。

(三) 辅助检查

(1) X线 可显示椎体损伤情况,如压缩、粉碎及移位;椎间孔变小,关节突骨折或交锁;棘突间隙增宽及附件骨折等。有助于进一步明确诊断,确定损伤部位、类型和移位等。

(2) CT、MRI 可清楚地显示小关节的骨折及椎管的变化。

(四) 护理措施

1. 特殊护理

(1) 伴有其他严重多发伤,如颅脑、胸腹腔器官损伤或休克时,应优先处理,以挽救生命。

(2) 胸腰椎骨折

① 单纯压缩型骨折:椎体压缩不到1/3或年老体弱不能耐受复位及固定者,可仰卧于硬板床上,骨折部位垫厚枕,使脊柱过伸,3天后开始锻炼腰背肌,第3个月开始可稍下地活动,但以卧床休息为主,3个月后开始逐渐增加下地活动时间。椎体压缩超过1/3的青少年和中年受伤者,可采用两桌法或双踝悬吊法复位,复位后用腰围或支架固定,固定3个月。

② 爆破型骨折:无神经症状且证实无骨折片挤入椎管者,可采用双踝悬吊法复位。有神经症状和有骨折片挤入椎管者,不宜复位,需手术去除突入椎管的骨折片及椎间盘组织。

(3) 颈椎骨折

① 稳定型颈椎骨折:轻者可用枕颌带悬吊卧位牵引复位,有明显压缩脱位者,采用持续颅骨牵引复位。牵引重量3～5kg,复位并牵引2～3周后用头颈胸石膏固定3个月。

② 爆破型骨折:有神经症状者,原则上应早期手术切除碎骨片、减压、植骨及内固定。但若有严重并发伤,需待病情稳定后手术。

2. 常规护理

(1) 维持呼吸平稳

① 观察患者的呼吸形态、频率、深浅,听诊肺部呼吸音,以了解有无呼吸困难。

② 床旁应备好各种急救药品和器械，如呼吸兴奋药、氧气、气管切开包、人工呼吸器、电动吸引器等。

③ 鼓励患者定时进行深呼吸及有效咳嗽训练，以利于肺部膨胀和排痰。对于有肋间肌麻痹的患者，鼓励用腹肌呼吸助咳嗽。

④ 指导协助患者每 2h 翻身 1 次，轻轻叩击胸背部，便于痰液排出。

⑤ 高位颈部脊髓损伤的患者，应早期实行气管切开，减轻呼吸道梗阻和防止肺部感染。气管切开的患者应按气管切开术后常规护理。

⑥ 遵医嘱持续或间断吸氧，以增加血氧饱和度。

（2）病情观察

① 在伤后 48h 内应严密观察患者的生命体征，每 4h 测心率、血压 1 次，防止低血压和心动过缓的出现。观察患者是否有心动过缓等迷走神经刺激反应。

② 在伤后 24h 内，每隔几小时要检查患者的感觉、运动、反射等功能有无变化，观察病情有无加重或减轻，如有变化立即通知医生。

③ 留置导尿管，监测尿量，准确记录每日出入量。

（3）生活护理

① 增强自理能力：a. 协助患者活动关节，按摩肢体，保持双足呈功能位，防止足下垂；b. 配合医师、理疗师，帮助患者进行康复锻炼，防止肌萎缩、关节僵直。

② 训练规律排便：a. 排便训练，要求患者每天固定时间排便。如无禁忌，应增加膳食纤维的摄入，如粗粮、粗纤维蔬菜、新鲜水果等。b. 对于便秘者，可沿结肠方向从右向左做腹部按摩，每日2～3次，以促进蠕动和肠内容物移动。如 2～3 天未排便时，可给予缓泻药，必要时灌肠。c. 对于长期留置尿管的患者，定时做尿道口周围清洁及膀胱冲洗。注意预防尿路感染。d. 根据患者病情，制订合理的功能锻炼计划。注意适度锻炼，活动度从小到大，手法轻柔，力度适中，不可过急过猛以防加重损伤。锻炼时间及次数应以患者不感到疲惫为宜。

（4）心理护理　与患者交流，鼓励患者表达对疾病及预后的看法，并说出自己的感受。耐心回答患者所提问题，尤其是与疾病预后及康复有关的问题。让患者了解由于机体的功能改变引起不良反应是正常的。帮助患者明确如何正确对待身体的各种变化，采取正确的应对措施。指导并协助患者最大限度的自理，减少依赖性，保持患者自尊感，增强自信心。与患者家属、亲友进行交流，鼓励他们多与患者接触，关心照顾患者，给患者以身体上及心理上的支持锻炼。

四、骨盆骨折

（一）概念

骨盆骨折大多数是强大暴力挤压或直接撞击造成的。由于骨盆多为松质骨，骨折后本身出血较多，其邻近有动脉及静脉丛，而这些静脉丛多无静脉瓣阻挡回流，骨折后可引起大量出血，导致休克。又因骨盆环内有其他重要器官存在，骨折时易受损伤。如骨盆骨折合并膀胱、尿道、女性阴道及直肠损伤。

（二）临床表现

（1）休克　骨盆骨折出血量大时，可出现休克。

（2）症状与体征　局部症状有疼痛、运动受限。有时可见耻骨联合、腹股沟及会阴部肿胀及皮下淤血。骨盆挤压试验、骨盆分离试验阳性。耻骨联合有直接或间接压痛。髋关节运动障碍。若合并膀胱、尿道损伤则出现血尿、无尿。

（3）对疾病的心理社会反应　骨盆骨折病情重，变化快，甚至会威胁生命，患者多表现为恐惧、躁动。恢复期，因自理困难需要照顾，患者会出现过分依赖别人，甚至日常能做的工作也不愿意做。

（三）辅助检查

X 线检查可了解骨折及骨折类型。

（四）护理措施

严重的骨盆骨折，应注意全身情况，如有危及生命的并发症时，应首先处理，其次才是骨折本身。

（1）非手术治疗

① 卧床休息：对于单处骨折骨盆环完整者，一般不需特殊治疗，仅卧床 3～4 周即可。

② 骨盆兜悬吊牵引：对于骨盆环一处骨折（包括一侧耻骨上下支骨折、耻骨联合分离、一侧骶髂关节附近骨折），可采用骨盆兜悬吊牵引。

（2）手术治疗

① 骨外固定架固定术：对于骨盆环两处断裂骨折（包括耻骨上下支骨折或耻骨联合分离，合并髋骨骨折或骶髂关节脱位，以及骨盆环多处骨折），可考虑采用骨外固定架固定术。

② 钢板内固定术：对骨盆环多处骨折，为保持骨盆环稳定以及便于临床护理，亦可考虑切开复位后钢板内固定术。

（3）严密观察神志、血压、脉搏、呼吸、血红蛋白等变化；观察有无血尿、无尿或急性腹膜炎的症状，及时发现并发症及时处理。

（4）对休克患者应减少搬动，以减少出血。

（5）尿道损伤可分不全或完全撕裂。不全撕裂时，留置尿管 2 周，妥善固定。如尿道断裂，需行修补术，留置导尿管，伤口 7～10 天拆线。护理人员应注意保持引流管通畅，每日用 0.2％碘伏或生理盐水棉球擦洗尿道口，每日用抗生素行膀胱冲洗 1～2 次。观察尿液的性状、颜色、量，发现异常情况及时通知医生处理。

（6）直肠损伤后应严格禁食，静脉补液，并应用抗生素预防感染。行直肠修补术后还需行结肠造瘘术，以利损伤直肠的恢复。护理患者时，应注意保持造瘘口周围皮肤的清洁干燥，及时更换污染敷料，并涂氧化锌软膏保护皮肤。

（7）满足患者的基本生活需要和舒适，鼓励患者在病情允许的情况下做力所能及的事，如吃饭、洗脸、漱口及上肢的伸展运动等。

（8）便秘时鼓励患者多饮水，多食用含纤维素丰富的水果和蔬菜；腹部按摩以促进肠蠕动，利于排便；必要时遵医嘱给予缓泻药。

（9）定时协助患者翻身，按摩骨突处，骨突处垫气圈。骨盆兜悬吊牵引时，要保持兜带平整无褶皱，以防压疮；兜带宽度要适宜，不要上、下移动；大小便时注意不要使其污染。

第二节　关节脱位

关节脱位，俗称"脱臼"，指关节面失去正常的对合关系。失去部分正常对合关系的称为半脱位，多见于青壮年和儿童。创伤性脱位是最常见的原因。上肢关节脱位多于下肢关节脱位。常见脱位的关节有肩关节、肘关节及髋关节。

一、肩关节脱位

（一）解剖概要

参与肩关节运动的关节包括肱盂关节、肩锁关节及肩胸（肩胛骨与胸壁）关节，但以肱盂关节的活动最为重要。习惯上将肱盂关节脱位称为肩关节脱位。

肩关节活动范围大，关节盂面积小而浅，肱骨头相对大而圆，关节囊和韧带松弛，周围韧带较薄弱，关节结构不稳定，故易发生脱位。

（二）病因和分类

肩关节脱位好发于青壮年，男多于女。多由于间接暴力引起。肩关节脱位分为前脱位、后脱位、盂下脱位和盂上脱位4种，由于肩关节前下方组织薄弱，因此以前脱位最多见。前脱位又分为喙突下脱位、盂下脱位和锁骨下脱位。脱位后常合并肱骨大结节骨折，严重者可伴有肱骨外科颈骨折及臂丛神经损伤。

（三）临床表现

表现为肩关节疼痛、肿胀和活动障碍。肩关节脱位后，关节盂空虚，肩峰突出，失去正常的膨隆外形，呈方肩畸形，患肢较对侧长。患肢呈轻度外展不敢活动，以健手托患侧前臂，头和身体向患侧倾斜。杜加试验（Dugas征）阳性，即将手掌被动搭到健侧肩部，则肘部不能贴近胸壁，或将患侧肘部紧贴胸壁时，则手掌搭不到健侧肩部。

（四）治疗

无论肩关节脱位的类型及肱骨头所处的不同位置，均应首先采用手法复位外固定方式治疗。

（1）手法复位　一般在局部麻醉下行手牵足蹬法复位。患者仰卧，术者站在患侧床边，腋窝处垫棉垫，以同侧足跟置于患者腋下靠胸壁处，双手握住患肢于外展位做徒手牵引，以足跟顶住腋部作为反牵引力。左肩脱位时术者用左足，右肩脱位时术者用右足。牵引须持续，用力须均匀，牵引一段时间后肩部肌逐渐松弛，此时内收、内旋上肢，肱骨头便会经前方关节囊的破口滑入肩胛盂内，可感到有弹跳及听到响声，提示复位成功，Dugas征由阳性转为阴性。

（2）固定　单纯肩关节脱位复位后用三角巾悬吊上肢，肘关节屈曲90°，腋窝处垫棉垫，一般固定3周。合并大结节骨折者应延长1~2周。避免过早去除外固定，否则损伤的关节囊修复不良，容易导致习惯性脱位的发生。部分病例关节囊破损明显或肩带肌肌力不足者，术后摄片会有肩关节半脱位，此类病例宜用搭肩位胸肱绷带固定，即将患肢手掌搭在对侧肩部，肘部贴近胸壁，用绷带将上臂固定在胸壁，并托住肘部，这种体位可纠正肩关节半脱位。

（3）功能锻炼　固定期间活动腕部和手指。疼痛肿胀缓解后，可指导患者用健侧手缓慢推动患肢外展与内收活动，活动范围以不引起患侧肩部疼痛为限。3周后解除固定，指导患者进行弯腰、垂臂、甩肩锻炼。具体方法：患者弯腰90°，患肢自然下垂，以肩为顶点做圆锥形环转，范围由小到大。4周后，指导患者做手指爬墙外展、爬墙上举、滑车带臂上举、举手摸顶锻炼，使肩关节功能完全恢复。

二、肘关节脱位

（一）病因和分类

多由间接暴力所致。常见于跌倒时肘关节呈伸直位，前臂旋后位，暴力经前臂传递至尺、桡骨上端，在尺骨鹰嘴处产生杠杆作用，使尺、桡骨近端同时脱向肱骨远端的后方，而发生肘关节后脱位，此类最为常见。若肘关节从后方受到直接暴力作用，可产生尺骨鹰嘴骨折和肘关节前脱位，较少见。

（二）临床表现

脱位后，肘部变粗，上肢变短，肘部凹陷，尺骨鹰嘴向后明显移位，肘后三角关系失常。肘关节处于半伸直位，患者以健手支托患肢前臂。肘关节后脱位，肘窝前方可触及肱骨下端。

脱位后，肿胀明显，易压迫周围血管、神经。后脱位时，可合并正中神经或尺神经损伤，偶尔可损伤肱动脉。正中神经损伤表现为拇指、示指、中指的感觉迟钝或消失，不能屈曲；拇指不能外展和对掌，形成典型的猿手畸形。尺神经损伤主要表现为手部尺侧皮肤感觉消失，小鱼际肌及骨间肌萎缩，掌指关节过伸，拇指不能内收，其他四指不能外展及内收，呈爪形手畸形。动脉受压可出现患肢血液循环障碍，主要表现为患肢苍白、发冷、大动脉搏动减弱或消失等。

（三）辅助检查

X线检查可明确脱位的类型、移位情况及有无合并骨折。对于陈旧性关节脱位，能明确有无骨化性肌炎或缺血性骨坏死。

（四）处理原则

（1）复位肘关节置于半屈曲位，术者一手握患臂腕部，沿前臂纵轴方向牵引，另一手拇指压在尺骨鹰嘴上，沿前臂纵轴方向做持续推挤即可复位。

（2）固定 复位后，用超关节夹板或长臂石膏托固定肘关节于90°位，再用三角巾悬吊于胸前，一般固定2～3周。

（3）功能锻炼 固定期间，可做伸掌、握拳、手指屈伸等活动，同时在外固定保护下做肩关节、腕关节、手指活动。去除固定后，练习肘关节的屈伸、前臂旋转活动及锻炼肘关节周围肌力。

三、髋关节脱位

髋关节由股骨头和髋臼构成，是杵臼关节。髋臼为半球形，深而大，周围有坚强的韧带与肌群，结构相当稳定，一般不容易发生脱位。

（一）病因和分类

髋关节脱位往往由高能暴力引起。如发生交通事故时，患者膝、髋关节处于屈曲位，强大的外力使大腿急剧内收、内旋，以致股骨颈前缘抵于髋臼前缘而形成一个支点，股骨头因受杠杆作用而离开髋臼，冲破后关节囊而向后方脱出。另外，外力直接作用于屈曲的膝部，沿股骨干纵轴方向向后，或外力由后方作用于骨盆，均可使股骨头向后方脱位。

根据脱位后股骨头的位置，可分为前脱位、后脱位和中心脱位。临床以后脱位最常见，占全部髋关节脱位的85％～90％。脱位时常造成关节囊撕裂、髋臼后缘或股骨头骨折。有时合并坐骨神经挫伤或牵拉伤。

（二）临床表现

主要表现为患髋疼痛，活动障碍。髋关节后脱位时，患肢呈短缩、屈曲、内收、内旋畸形。臀部可触及脱出的股骨头，大粗隆上移。可合并坐骨神经损伤，大多为挫伤，主要原因为股骨头压迫。表现为大腿后侧、小腿后侧及外侧和足部全部感觉消失，膝关节的屈肌、小腿和足部全部肌肉瘫痪，足部出现神经营养性改变。

（三）辅助检查

X线检查有助于确诊，可了解脱位的类型及有无合并髋臼或股骨头骨折。CT检查可清楚显示髋臼后缘及关节内骨折情况。

（四）处理原则

（1）复位 髋关节复位宜在全身麻醉或椎管内麻醉下行手法复位。复位宜早，最好在 24h 内，超过 24h 后再复位十分困难。常用的方法为提拉法或旋转法，也可手术复位。

（2）固定　复位后，用持续皮牵引或穿丁字裤固定患肢于外展中立位，患肢保持于外展、伸直位，防止髋关节屈曲、内收、内旋，禁止患者坐起。一般固定 2～3 周。

（3）功能锻炼　固定期间患者可进行股四头肌舒缩锻炼、患肢距小腿关节的活动及其余未固定关节的活动。3 周后开始活动关节。4 周后，去除皮牵引，指导患者扶双拐下地活动。3 个月内，患肢不负重，以免发生股骨头坏死或因受伤而变形。3 个月后，经 X 线检查证实股骨头血液供应良好者，可完全负重。

四、护理

（一）常见护理诊断

（1）疼痛　与关节脱位损伤周围神经有关。
（2）躯体活动障碍　与关节脱位后肢体活动障碍或关节制动有关。
（3）有血管、神经受损的危险　与关节移位压迫血管、神经有关。
（4）皮肤完整性受损　与牵引固定或长时间卧床压迫骨突部有关。
（5）知识缺乏　缺乏有关复位后继续治疗及正确功能锻炼的知识。

（二）护理措施

（1）妥善复位与固定

① 复位：明确诊断后协助医生复位。向患者说明复位的目的与方法，做好其复位前的身体及心理准备，以取得合作。复位前，给予适当的麻醉，以减轻疼痛，同时使肌肉松弛，利于复位。复位成功的标志是被动活动恢复正常，X 线检查提示已复位。

② 固定：向患者及家属说明复位后固定的目的、方法、重要意义及注意事项。使之充分了解关节脱位后复位固定的重要性和复位后必须固定的时限。一般固定 3 周左右，若脱位合并骨折、陈旧性脱位或习惯性脱位，应适当延长固定的时间。固定期间，应保持固定有效，经常观察患者肢体位置是否正确；注意观察患肢的血液循环，发现有循环不良的表现时，应及时报告医生。

（2）缓解疼痛

① 移动患者时，应帮助患者托扶固定患肢，动作要轻柔，避免因活动患肢而加重疼痛。

② 指导患者及家属应用心理暗示、转移注意力或松弛疗法等缓解疼痛。

③ 早期正确复位固定，可使疼痛缓解或消失。

④ 遵医嘱应用镇痛药，以促进患者的舒适与睡眠。

（3）病情观察　移位的骨端可压迫邻近血管和神经，引起患肢缺血和感觉、运动障碍。护理时应注意以下几点。

① 定时检查患肢末端的血液循环状况，若发现患肢苍白、发冷、大动脉搏动消失，提示有大动脉损伤的可能，应及时通知医生并配合处理。

② 动态观察患肢的感觉和运动，以了解神经损伤的程度和恢复情况。

③ 对皮肤感觉功能障碍的肢体要防止烫伤。

（4）维护皮肤的完整性　对使用牵引或石膏固定的患者，应注意观察皮肤的色泽和温度，避免因固定物压迫而损伤皮肤。对髋关节脱位后较长时间卧床的患者，应注意预防压疮的产生。

（5）提供相关知识　向患者及家属讲解关节脱位治疗和康复的知识，讲述功能锻炼的重要性和必要性，指导并使患者能够自觉地按计划进行正确的功能锻炼，减少盲目性。进行功能锻炼时，应注意以患者主动锻炼为主，切忌用被动手法，强力拉伸关节，以防加重关节损伤。对于习惯性脱位应避免发生再脱位的原因，强调保持有效固定和严格遵医嘱坚持功能锻炼，以避免复发。

第九章
儿科疾病患儿的护理

第一节　肥厚性幽门狭窄

一、概述

肥厚性幽门狭窄又称婴儿期肥厚性幽门狭窄，是婴儿常见外科疾病之一。由于肥厚性幽门狭窄多发生于新生儿期和婴儿早期，因而常被称为"先天性肥厚性幽门狭窄"。"先天性"的说法反映了人们对本病认识的一个历史阶段，目前已逐渐被淘汰，现在的认识越来越趋向于本病是一种后天性疾病。

本病的主要症状是出生后 2～6 周开始出现呕吐，呕吐逐渐加重，呈喷射状，呕吐物中不含胆汁，吐后患儿食欲强烈，伴有不同程度的营养不良。

二、病因

（一）遗传因素

在病因学上遗传因素起着很重要的作用，发病有明显的家族性。

（二）环境因素

环境因素也被认为是肥厚性幽门狭窄发生的重要病因。

（三）喂养方式

由于本病不是出生后即发病，多数发生在出生后 2～6 周，因而还有人认为喂养方式可能是诱发因素之一。

三、临床表现

典型的临床表现为可见到胃蠕动波、扪及幽门肿块和喷射性呕吐等主要征象。

（一）呕吐

症状出现于生后 2～6 周，亦有更早的，极少数发生在 4 个月之后。呕吐是主要症状，最初仅是吐奶，接着为喷射性呕吐。开始时患儿偶有呕吐，随着梗阻加重，几乎每次喂奶后都要呕吐。呕吐物为黏液或乳汁，在胃内潴留时间较长则吐出凝乳，不含胆汁。早产儿的症状常不典型，喷射性呕吐并不显著。

（二）脱水和营养不良

由于呕吐进行性加重，奶和水摄入不足。体重起初不增，继之迅速下降，尿量明显减少，数日排便 1 次，量少且质硬，偶有排出棕绿色便，称为饥饿性粪便。患儿呈营养不良貌。

（三）碱中毒

发病初期呕吐丧失大量胃酸和钾离子，可导致低钾低氯性碱中毒，呼吸变浅而慢，并可有喉痉挛及手足搐搦等症状。

（四）伴发黄疸

间接胆红素升高，可能是由于反复呕吐、热量摄入不足导致肝脏的葡萄糖醛酸转移酶活性低下所致。

（五）腹部肿物

腹部检查时，患儿上腹部膨隆，下腹部平坦柔软，进食后有时可见左肋下向右移动的胃蠕动波。在右上腹部触及橄榄样肿块是幽门狭窄的特有体征。

四、辅助检查

（一）超声检查

目前广泛接受的诊断标准：幽门管长径≥15mm，幽门环肌厚度≥4mm，幽门直径≥11mm，幽门容积≥12mL，其中肌肉厚度是最主要的诊断指标。

（二）钡餐检查

诊断的主要依据是幽门管腔增长（＞1cm）和狭窄（＜0.2cm）。

五、处理原则

以手术治疗为主，多采用幽门肌切开术，这是最好的治疗方法，疗程短，效果好。

六、护理诊断

（1）有误吸的危险　误吸与患儿呕吐有关。

（2）体液不足　主要与疾病所致呕吐和摄入量不足有关。

（3）营养失调（低于机体需要量）　主要与疾病所致摄入量低于需要量有关。

（4）喂养低效　主要与患儿幽门管腔狭窄，食物通过障碍有关。

（5）有皮肤完整性受损的危险　主要与患儿消瘦等有关。

（6）潜在并发症　并发症有伤口感染、吸入性肺炎、胃肠黏膜出血等。

七、护理措施

（一）术前护理要点

1.病情观察及护理

（1）观察患儿呕吐次数、性质、量及呕吐方式，床旁应常规准备吸痰盘。

（2）观察患儿有无脱水征象，如眼眶凹陷、皮肤出现皱褶、尿量减少、低血糖、低氯性碱中毒等表现，遵医嘱及时抽取生化标本，合理安排补液顺序及速度，纠正患儿水电解质紊乱。记录24h出入量。

（3）观察患儿营养状况，观察体重变化，每周给患儿称体重2～3次。同时，观察患儿呼吸状况，若有吸入性肺炎，患儿应遵医嘱静脉输入抗生素。

（4）消瘦患儿注意有无硬肿症，加强保暖及皮肤护理，注意保护骨突出部位，穿着柔软衣裤。

（5）梗阻严重者术前予温盐水洗胃，以减轻胃黏膜水肿；留置胃管抽出胃内潴留物。洗胃次数视梗阻严重程度而定。

2. 饮食与营养

（1）呕吐频繁、剧烈的患儿必要时应禁食、禁饮，安置胃肠减压，予TPN 支持。对贫血或严重营养不良者，可采用或多次少量输入全血或白蛋白。

（2）少量多次喂养，每次喂奶后抱起患儿拍背至患儿打嗝。

3. 体位

为避免呕吐物吸入气管，患儿应取低斜坡侧卧位，消瘦患儿应加强翻身。

（二）术后护理要点

1. 体位

全麻术后应给予去枕平卧位 6h，肩下垫枕，保持呼吸道通畅。给予吸氧，保持血氧饱和度 95％以上。备好吸痰装置。术后 6h 采用低斜坡侧卧位休息。

2. 病情观察及护理

（1）密切观察患儿病情变化，监测生命体征，消瘦患儿一般放于保温箱内保暖并注意患儿皮肤护理。

（2）观察患儿呕吐情况、术前症状和体征是否缓解或消失，一般术后2～3 天内仍有呕吐现象，无须特殊处理，应继续观察呕吐的性质、量和次数；如患儿呕吐频繁，应及时通知医生处理。

（3）观察患儿腹部体征变化　观察腹肌张力程度以及肛门是否排气、排便，禁食期间记录 24h 出入量。

（4）观察消化道功能恢复状况　如观察排便情况，定期测量体重，观察患儿皮下脂肪较术前有无增厚。

3. 饮食与营养

（1）现主张术后 6h 开始给水喂养，但临床上普遍是手术当天禁食。

（2）一般术后第 1 天开始饮用糖水，每 2h 喂水 1 次，每次10～15mL。喂水 2～3 次无呕吐后，试喂少量牛奶或母乳，逐渐增加奶量，于术后3～5 天内加到正常日需量。

（3）对术后早期仍有呕吐的患儿，应适当延长进食时间，在试喂期间切勿让患儿进食过快，以免吞入大量气体而诱发呕吐。

（4）对术前营养不良未完全纠正的患儿，术后应继续补给少量全血或血浆，也可输入 20％白蛋白或采用 TPN，以进一步改善全身情况。

4. 胃管的护理

术后持续胃肠减压 12～24h，有黏膜损伤者术后胃肠减压时间应延长。

5. 健康宣教

（1）指导家长在患儿呕吐时立即将患儿头偏向一侧，并及时清除口、鼻分泌物，通知医护人员，以免误吸。

（2）加强患儿营养，指导家长正确的喂养方法，关注患儿体重增长情况。

（3）1个月后门诊复查，如反复呕吐应及时复诊。

第二节　先天性膈疝

一、概述

先天性膈疝（CDH）指凡因膈肌有先天性缺损，部分腹腔脏器穿过膈肌缺损进入胸腔者，临床上少见。膈疝在膈肌疾病中最为常见，在膈肌发育过程中，如胚胎时的裂隙未能完全闭合，而在横膈上遗留成为裂孔，即可形成疝。临床症状取决于疝入胸内的腹腔脏器容量，脏器功能障碍的程度和胸内压力增加对呼吸循环功能影响的程度。

二、病因

膈疝的形成，除先天性膈肌融合部缺损和薄弱外，还与下列因素有关。

（1）胸腹腔内的压力差和腹腔脏器的活动度。

（2）随着年龄增长，膈肌肌张力减退和食管韧带松弛，使食管裂孔扩大，贲门或胃体可以经过扩大的食管裂孔突入后纵隔。

（3）膈疝按有无疝囊分真疝与假疝，通常按有无创伤史把膈疝分为外伤性膈疝与非外伤性膈疝，后者又可分为先天性膈疝与后天性膈疝两类。

三、病理

由于左侧膈肌闭合较右侧晚，故左侧多见，占 85％～90％。疝内容物最常见的为小肠，其次是肝、胃、脾。小肠进入胸腔后可发生肠旋转不良。腹内脏器进入胸腔后，可压迫肺，导致肺发育不良。

四、临床表现

膈疝临床症状轻重不一，主要取决于疝入胸内的腹腔脏器容量、脏器功能障碍的程度和胸内压力增加对呼吸循环功能影响的程度。临床表现大致分为两大类。

（一）腹腔内脏器疝入胸内而发生的功能变化

饭后饱胀、嗳气、上腹部或胸骨后烧灼感和反酸，严重时可出现呕血和吞咽困难。胃肠道部分梗阻可产生恶心、呕吐和腹胀，严重时发生胃肠道完全性梗阻或绞窄性梗阻时出现呕血、便血、腹痛和腹胀，甚至脏器坏死、穿孔，出现休克状态。

（二）胸内脏器因受压而引起呼吸循环功能障碍

腹腔脏器疝入胸内，患侧肺受压和心脏被推向对侧，轻者患儿感到胸闷、气急，重者出现呼吸困难、心率加快和发绀。

五、辅助检查

本病不需特殊检查，对于难以判断的病情，可进行 X 线检查。

六、处理原则

先天性膈疝一旦确诊，应尽早施行手术治疗，以免形成粘连或并发肠梗阻或肠绞窄。

七、护理诊断

（1）气体交换受损　主要与患儿肺功能不全有关。

（2）低效性呼吸形态　主要与患儿分泌物过多、疼痛和肺组织受压等有关。

（3）清理呼吸道无效　主要与肺扩张不全、疼痛等有关。

（4）营养失调（低于机体需要量）　主要与患儿呕吐、禁食等有关。

（5）焦虑或恐惧　主要与患儿呼吸困难、疼痛，家长对患儿疾病预后不了解等有关。

（6）潜在并发症　并发症有出血、肺部感染、胸腔积液等。

八、术后护理要点

（一）术前护理要点

1. 病情观察与护理

（1）保持患儿呼吸道通畅，床旁应备吸痰盘，及时清理患儿呼吸道分泌物。

（2）观察患儿呼吸系统症状　有无呼吸困难、面色青紫等，在患儿哭闹或喂奶时是否加剧；检测酸碱平衡指标和血气分析；口唇发绀、呼吸增快者应给予氧气吸入及心电监护，明显呼吸困难、血氧饱和度低于90%者必要时应行气管插管。

（3）密切观察患儿的精神、哭闹及腹部情况　密切观察患儿消化道症状，如呕吐、排便等情况，判断患儿有无肠梗阻。注意观察呕吐明显者有无脱水电解质紊乱的表现，并记录24h液体出入量。

（4）观察有无循环系统症状　因腹腔脏器进入胸腔，心脏搏动受到限制，加上肺的被压使肺泡换气减少，可引起心力衰竭。

（5）观察有无肠梗阻、气胸等。

2. 饮食与营养

（1）病情严重、反复呕吐者应禁食，留置胃管，持续胃肠减压。

（2）呕吐症状不明显、全身情况好者可进食，应注意少量多餐，饮食宜清淡。

（3）营养不良的患儿，必要时可多次输注血和血浆，以改善患儿营养状况。

3. 体位

患侧半卧位休息，以改善呼吸状态。应安抚患儿，避免患儿哭闹，增加机体消耗。

（二）术后护理要点

1. 体位

全麻术后应给予去枕平卧位6h，肩下垫枕，保持呼吸道通畅。给予吸氧，保持血氧饱和度95%以上。应备好吸痰装置。术后6h采用低斜坡侧卧位休息。

2. 病情观察与护理

（1）严密监测生命体征的变化，密切观察体温、心率、呼吸、血压、面色和血氧饱和度等变化，注意观察切口敷料情况，如有异常，及时报告，及时处理。

（2）观察患儿呼吸、面色等情况，观察有无发绀、呼吸急促等缺氧表现。床旁应备吸痰装置，及时清除患儿口腔及呼吸道的分泌物。

3. 管道的护理

（1）胃肠减压的管道护理　由于腹腔脏器甚至肝、胃穿过膈肌缺损进入胸腔，导致部分患儿腹腔容积减少，一旦腹腔脏器回位，导致腹腔高压，故术后常规行胃肠减压。为保证胃肠减压有效进行，应注意：①妥善固定胃管及引流装置，防止翻身时导管扭曲、堵塞或滑落，管路堵塞时可用少量生理盐水冲洗胃管使其通畅；②准确记录引流液的颜色、性质和量，出现血性引流液时及时报告医生，及时处理；③严密观察有无鼻黏膜压迫及胃内容物反流、误吸、呕吐，胃肠道进一步膨胀加重呼吸困难等征象。

（2）腹腔引流管的护理　将引流袋妥善固定在床旁，位置低于引流部位，保持引流管通畅。注意观察患儿腹部情况，观察引流液的颜色、性质及量与病情是否相符，发现异常及时报告。

4. 静脉输液管理

使用输液泵控制输液速度，使每小时输液量准确，避免出现肺水肿等现象。

5. 饮食与营养

患儿肠鸣音恢复、肛门排气后即可进食，先给予少量温开水，无呕吐、腹胀，再给予母乳或牛奶，逐渐增加奶量。密切观察有无呛咳、呕吐、腹胀等现象，及时处理。

6. 健康宣教

（1）向家长讲解正确的喂养方法及喂养姿势，防止患儿呕吐、窒息。

（2）定期随访、复查，患儿如有呼吸困难、呕吐、腹胀等情况应立即就诊。

第三节　脐膨出

一、概述

脐膨出是最常见的先天性腹壁发育畸形。病因目前尚不清楚，部分学者认为本病有家族倾向。脐膨出表面覆盖透明的囊膜，内层为壁腹膜，外层为羊膜，囊内容物为腹腔脏器，巨大的脐膨出囊内除肠道外还可见肝、肾、脾、膀胱等。脐膨出常合并心血管、消化、泌尿、中枢神经系统的畸形。本病的治疗视脐膨出的大小采用非手术治疗或手术治疗。

二、病因及病理

在胚胎第 6～10 周中，由于患儿腹腔脏器的生长速度较腹腔本身快，正常的肠管及其他腹腔脏器暂时性移入脐带基底部，超过 10 周后，腹腔容积扩大，腹腔脏器可退回腹腔。如果患儿在发育过程中发生障碍，腹腔脏器和腹腔容积失衡，部分腹腔脏器不能退回腹腔，仍位于脐带基底部，便形成了先天性脐膨出畸形。

三、临床表现

（一）巨型脐膨出

腹壁缺损的直径超过 6cm，有时可超过 10cm。在腹腔中央突出大而不规则的肿物，出生后通过透明膜可见到囊内器官，囊内容物除了小肠、结肠外，还有肝、脾、胰腺、膀胱等。出生后的 6～8h 内，囊膜表面光滑、湿润、透明而有光泽；以后变为不透明、干燥、粗糙，易破裂，严重时可能造成内脏裸露、休克、腹膜炎而死亡。

（二）小型脐膨出

腹壁缺损环的直径＜5cm，部分中肠能回纳入腔内。腹部中央突出如橄榄样小的肿物，囊内容物大多只有小肠，有时可有横结肠，肝、脾等未突出于体腔外。

（三）伴发畸形

约有 40％的患儿伴有其他畸形，肠旋转不良为多见的伴发畸形，膀胱外翻等畸形也与腹壁发育停顿有关，较常见。

四、治疗原则

（一）非手术治疗

用 70％乙醇溶液、磺胺嘧啶银涂在囊膜上，使其结痂，1～2 岁时再修补腹壁缺损，主要适用于膨出直径≥6cm（巨型脐膨出）的患儿，也适用于囊膜完整、早产儿合并其他严重畸形或并发症以及不适合手术的患儿。

（二）手术治疗

1. 一期修补术

剥离和切除囊膜，结扎脐血管，内层缓慢复位，腹壁逐层缝合，关闭脐部缺损，适用于小型脐膨出。

2. 二期修补术（皮瓣修补术）

游离患儿皮肤，覆盖患儿内脏，中央缝合，等患儿 1～2 岁时再行二期修补。可用于巨大型脐膨出、腹腔容量与膨出器官不成比例者。

3. 分期整复修补术

切除囊膜，向腹壁缺损的上、下端扩大伤口。多应用于巨型脐膨出。

五、护理措施

（一）术前护理要点

1. 保温

新生儿体温调节功能发育不完善，体表面积相对大，皮下脂肪薄，易受外界环境影响，脐膨出患儿因巨大羊膜囊或肠管直接暴露在体外，容易并发新生儿硬肿症，热量散失很快，容易出现低体温。护理的关键是保暖，入院后立即将新生儿置于保温箱，箱温调在 28～32℃，湿度 55％～65％，接皮肤体温感应探头，调节温度 36.5～37℃，随时观察患儿皮肤温度与保温箱温度是否相符，并及时调节。患儿上身穿柔软棉制衣服，防止体表散热和水分丢失。

2. 脐部包块护理

脐膨出囊壁由两层组织构成，内层为腹膜，外层为羊膜，包囊质软、壁较薄，患儿生后几小时囊壁变不透明，24h 后混浊，变得脆弱最后坏死。这是因为血液供应缺乏、水分丢失引起的。患儿生后立即用湿润无菌生理盐水纱布包裹覆盖包膜，外覆盖油纱一层，防止水分丢失、包膜干燥、肠管肿胀、缺血坏死。同时防止牵拉损伤包膜内脏器，无菌纱布干燥时及时更换，更换时同时观察包膜颜色及大小，有无破溃，并做好记录。

3. 建立静脉通道，维持水电解质平衡

患儿禁食水，体液丢失严重，根据生理需要量和累计损失量，计算每日输液量，应用微量泵 24h 均匀滴注，一般选用腋下静脉留置针，因腋下静脉粗大，血运丰富。不易造成坏死。

4. 常规留置胃管

选择合适的胃管（6～8号），操作动作轻柔，用工字形胶布将胃管妥善固定于鼻翼两侧，防止分泌物浸湿脱出。随时抽取胃内容物和气体，减少肠管壁血管的压力，防止肠管肿胀缺血坏死，有利于术中膨出物还纳腹腔，同时，观察胃液性质、量并准确记录。

（二）术后护理要点

1. 体位

全麻术后应给予去枕平卧位6h，肩下垫枕，保持呼吸道通畅。给予吸氧，保持血氧饱和度95％以上。备好吸痰装置。如有异常，及时通知医生处理。手术将膨出的脏器放回腹腔，修补腹壁缺损后会引起腹腔内压力增高，膈肌上移影响呼吸功能，术后6～8h给予半卧位，抬高头肩部15°～30°，头偏向一侧，防止呕吐窒息，有利于膈肌下移，减轻呼吸困难，同时保持患儿安静，使腹肌放松，必要时遵医嘱给予镇静、肌松药，防止患儿躁动哭闹引起腹腔压力增高，切口裂开。

2. 病情观察与护理

（1）监测呼吸功能 术后呼吸功能监测尤为重要，新生儿以腹式呼吸为主，因手术将膨出的脏器放入腹腔，加上腹壁缺损，关闭腹腔后，腹腔内容量增加，腹内压增高，直接影响患儿呼吸，密切监测患儿呼吸节律、频率、深浅度，保持呼吸道通畅，必要时给予拍背吸痰。患儿拔除气管插管后给予面罩吸氧，氧流量为4～6L/min，密切观察患儿面色、口唇、血氧饱和度，使血氧饱和度为95％以上，并做好记录。

（2）切口护理 注意观察切口有无渗血、渗出液、裂开、感染等，保持敷料的干燥，并给予7cm宽的弹力绷带包扎，以防切口裂开，但不宜过紧，以免影响呼吸。

（3）胃肠道护理 保持胃肠减压通畅，减轻腹胀，有利于术后胃肠道功能的恢复。新生儿一般不用负压球，因负压球的压力大小不易控制，压力过大，易引起胃黏膜出血损伤，用20mL的空针接在胃管上，每隔15～30min轻轻抽取胃肠内的积气、液体，防止呕吐、窒息。

（4）保暖 术后将患儿置于辐射台或保温箱，保温箱放置在通风良好、避免强光照射的地方，每4h测体温1次，根据体温的变化调节箱温，防止新生儿硬肿症的发生。

3. 饮食与营养

患儿术后1～3天胃肠减压量减少，色清亮时，可以拔除胃管，给予

5%葡萄糖5mL，每隔2h喂养1次。无呕吐、腹胀，24h后可改为用3∶1奶（3份水兑1份奶）5～10mL喂养，无腹胀可以改为用2∶1奶（2份水兑1份奶）喂养，然后逐渐加量。

4. 做好消毒隔离，防止交叉感染

接触患儿前严格做好手卫生，做好保护性隔离。新生儿保温箱每天用消毒的抹布擦拭1次，住院时间超过1周时，将患儿取出进行彻底的消毒。患儿出保温箱后，进行终末消毒。

5. 基础护理

加强皮肤护理，防止压疮、红臀发生，床铺柔软平整，及时清理大小便，保持皮肤干燥清洁。

六、健康教育

（1）定期复查　告知患儿家长出院后1周来院复查。

（2）观察腹部情况　保持大便通畅，如出现腹胀、呕吐，及时来院复查。

（3）合理喂养和喂养的注意事项　掌握奶的配制方法，奶量逐渐增加，采用少食多餐的喂养方法，喂前注意观察患儿腹部的情况。

参 考 文 献

[1] 周文娟. 新编骨科康复护理指南 [M]. 武汉：华中科技大学出版社，2013.

[2] 钱锐. 简明骨科康复护理指南 [M]. 南昌：江西科学技术出版社，2015.

[3] 魏花萍. 骨科创伤康复与护理 [M]. 兰州：甘肃科学技术出版社，2016.

[4] 李虎. 临床骨科康复与护理 [M]. 北京：金盾出版社，2018.

[5] 左月宽. 现代骨科康复护理技术 [M]. 北京：科学技术文献出版社，2016.

[6] 宁宁. 实用骨科康复护理手册 [M]. 北京：科学出版社，2016.

[7] 陈艳. 临床骨科诊疗与相关康复护理 [M]. 哈尔滨：黑龙江科学技术出版社，2019.

[8] 岳淑红. 骨科常见疾病的康复与护理 [M]. 北京：科学技术文献出版社，2017.

[9] 刘素莲. 骨科常见骨折疾病的康复护理 [M]. 昆明：云南科技出版社，2019.

[10] 王江波. 临床骨科疾病综合诊疗与康复实践 [M]. 长春：吉林科学技术出版社，2017.

[11] 丁望. 骨科护理 [M]. 长春：吉林科学技术出版社，2018.

[12] 王佳. 外科护理与疼痛管理 [M]. 长春：吉林科学技术出版社，2017. 09.

[13] 韩爱玲. 外科常见病护理技能 [M]. 天津：天津科学技术出版社，2018. 09.

[14] 韩爱玲. 外科常见病护理技能 [M]. 天津：天津科学技术出版社，2018. 09.

[15] 吴胜梅. 神经外科护理与风险管理 [M]. 昆明：云南科技出版社，2018.

[16] 郎黎薇. 神经外科亚专科护理 [M]. 上海：复旦大学出版社，2016.

[17] 王其瑞. 临床神经外科诊疗精粹 [M]. 西安：西安交通大学出版社，2015.

[18] 盛振文. 外科护理学 [M]. 北京：北京理工大学出版社，2013.

[19] 周永红. 实用临床护理技术 [M]. 西安：西安交通大学出版社，2014.